Glänzendes, volles Haar

Schön durch Naturkosmetik

Iris Hammelmann

Glänzendes, volles Haar

MOEWIG

Hinweis: Die Ratschläge und Empfehlungen dieses Buchs wurden von Autorin und Verlag nach bestem Wissen und Gewissen erarbeitet und sorgfältig geprüft. Dennoch kann eine Garantie nicht übernommen werden. Eine Haftung der Autorin, des Verlags oder seiner Beauftragten für Personen-, Sach- oder Vermögensschäden ist ausgeschlossen.

© by VPM Verlagsunion Pabel Moewig KG, Rastatt
Alle Rechte vorbehalten
Printed in Germany 1998
ISBN 3-8118-6426-2

Inhalt

Vorwort 7

Mehr als nur ein Anhängsel – die Haare 8

Aufbau und Haarwuchs 8

Schädigungen und Krankheiten 12

Haare und Psyche 21

Von Haaren und Typen 28

Von der Theorie zur Praxis 32

Zutaten für schönes Haar 32

    Natürliche Wirkstoffe von A bis Z 33

    Ausgewählte Fertigprodukte 37

    Kosmetik aus dem Meer 39

Das Arbeitsmaterial 42

Rezepte, Rezepte 45

Haarwäsche 45

    Kaufprodukte – für Sie getestet 56

Spülungen 58

    Kaufprodukte – für Sie getestet 61

Packungen und Kuren 62

    Kaufprodukte – für Sie getestet 68

Formen und Farben 69

Styling 69

Worauf Sie beim Kauf von Kamm und Bürste
achten sollten 69

Was es sonst noch gibt 71

Selbstgemachte Festiger 74

Frisuren 77

Kaufprodukte – für Sie getestet 85

Farbe bekennen 86

Kaufprodukte – für Sie getestet 93

Locken locken 93

Sonnenschutz und After Sun 98

Schönheit von innen 106

Adressen und Bezugsquellen 125

Vorwort

Die Art, wie wir unsere Haare tragen, ist der Mode unterworfen. Ob lang und strähnig in der Hippie-Zeit oder kinnkurz mit frech ins Gesicht gezogenen Fransen während der Charleston-Ära – Haare drücken ein gewisses Lebensgefühl aus und können sogar zeigen, welcher gesellschaftlichen Schicht oder welcher politischen Richtung man angehört.

Nur gesundes Haar ist wirklich schön. In diesem Ratgeber möchte ich Ihnen die Anhanggebilde Ihrer Haut, denn rein biologisch gesehen handelt es sich um nichts anderes, näher vorstellen. Ich gebe Ihnen Rezepte, durch deren Anwendung Sie Ihr Haar auf natürliche Weise pflegen und schützen können. Sie werden sehen, es ist ganz einfach und viel schöner, wenn man Shampoo & Co selbst zubereitet. Für diejenigen, denen sogar die geringe Zeit dafür fehlt oder die einfach keine Lust zum Rühren und Mischen haben, gebe ich Hinweise auf Kaufprodukte. Sie können also stets sicher sein, sich mit wirklicher Naturkosmetik zu verwöhnen. Ihr Haar wird es Ihnen danken. Machen Sie sich nun auf die Entdeckungsreise, lernen Sie alles über Spülungen, Kuren, Locken und das richtige Material, das Sie zur Kosmetikherstellung benötigen. Außerdem erfahren Sie etwas über einige Firmen, die entsprechende Artikel anbieten.

Ich wünsche Ihnen nun viel Spaß im Reich natürlicher Schönheit.

Mehr als nur ein Anhängsel – die Haare

Aufbau und Haarwuchs

Haare und Kopfhaut bilden eine Einheit. An den verschiedenen Körperstellen ist die Haut unterschiedlich ausgebildet, um ihren differenzierten Aufgaben gerecht werden zu können. Grob kann man sagen, daß die Haut aus drei Schichten besteht, der Oberhaut (Epidermis), der Lederhaut (Cutis) und der Unterhaut (Subcutis). Die Epidermis ist die äußere Hülle des Menschen. Sie übernimmt wichtige Aufgaben, z. B. den Körper vor Stößen oder Umwelteinflüssen zu schützen. Hier finden außerdem Wachstums- und Erneuerungsprozesse statt. Unter der Epidermis werden neue Zellen, also neue Haut, gebildet. Nach etwa einem Monat wandert sie ganz nach oben, verhornt an der Luft und wird schüppchenweise wieder abgestoßen. Das ist ein ständiger Prozeß. Am Aufbau der Epidermis sind wiederum mehrere Zellschichten beteiligt, auf die ich an dieser Stelle nicht weiter eingehen möchte. Schließlich erwarten Sie in diesem Büchlein vermutlich keine wissenschaftlichen Abhandlungen, sondern praktische Informationen und Tips.

Zur Lederhaut hin sind die Zellen mit feinsten Wurzelfüßen ausgestattet. Dadurch sind die Schichten fest miteinander verbunden und lassen sich nicht verschieben. Die Lederhaut besteht aus elastischen Collagenen, Keratinen, Nervenbahnen, Blutgefäßen, Talg- und Schweißdrüsen. Alles zusammen bildet ein Bindegewebe von fasrigem Aufbau. Je nach

Körperstelle ist diese Hautschicht unterschiedlich dick. Sie ist die widerstandsfähigste der Schichten. In ihr befinden sich außer den oben genannten Gefäßen und Drüsen auch Muskeln und Haarwurzeln. Feine Kapillaren reichen von der Leder- an die Oberhaut heran und versorgen diese mit Nährstoffen.

Die Schweißdrüsen steuern die Wärmeregulierung des Körpers. Das gilt auch für den Kopf. Das Wärmepolster selbst liegt in der Unterhaut. Darin ist Fett eingelagert, das den Kopf gegen Stöße oder Druck schützt, vor allem aber auch als Energiereserve dient. Das Bindegewebe des Unterhautfettgewebes ist sehr viel lockerer als das der Lederhaut. Je mehr Fett hier aufgenommen wird, desto mehr blähen sich die entsprechenden Fettzellen auf. Dieser Effekt ist an anderen Körperstellen wie dem Bauch oder der Hüfte besser zu beobachten als am Kopf.

Sie haben jetzt Grundlegendes über die menschliche Schutzhülle, die Haut, kennengelernt. Kommen wir nun zu den Haaren. Es handelt sich dabei um aus der Oberhaut entstandene, verhornte Fäden, also Anhanggebilde der Haut. In die Haut eingebettet ist die Haarwurzel. Sie ist zwischen 2 und 5 mm lang. Die Verdickung am unteren Teil nennt man Haarzwiebel. Das sichtbare Stück, das aus der Haut herauswächst, wird Haarschaft genannt. Die ersten Zentimeter bezeichnet man als Ansatz, das Ende ist die Haarspitze. Am Ansatz ist das Haar noch ganz jung und dadurch besonders weich. In der Mitte ist es schon nicht mehr so weich, aber auch etwas unempfindlicher. Das älteste Stück, die Spitze, ist oft porös.

Betrachtet man den Haarschaft im Querschnitt, kann man drei Schichten erkennen. Ganz außen ist die Schuppenschicht (Cuticula). Sie bildet den Schutzpanzer des Haares. An der Oberfläche dieser Schicht befinden sich gezackte Schuppen. Sie liegen wie Dachziegel übereinander und verteidigen das

Haar gegen Einwirkungen von außen. In gesundem Zustand liegen sie fest an, darum werden sie auch Schuppenspangen genannt. Die Zacken entstehen erst durch Verletzungen, beispielsweise durch Reibung. Am Haaransatz sind die Spangen glatter. Die Schuppen sind transparent. Bei Schädigungen spreizen sie sich ab. Dadurch fühlt sich das Haar rauh an und erscheint glanzlos, denn an einer allzu verschrammten Oberfläche wird das Licht kaum noch reflektiert.

Haare bestehen zu 80% aus der sogenannten Faserschicht (Cortex) oder Haarrinde. Ihr Aufbau ist, wie der Name schon sagt, fasrig, sie ist aus verhornten Zellen entstanden. Die Fasern liegen sowohl neben- als auch übereinander. Der Aufbau dieser Schicht verleiht dem Haar die Elastizität. In den Zellen der Haarrinde sind die Pigmente abgelagert, die die Haarfarbe ausmachen. In der Mitte des Haares verläuft das Mark (Medulla), das aus eingetrockneten und nicht vollständig verhornten Zellen besteht. Die Farbpigmente werden in der Haarwurzel (Matrix) von bestimmten Zellen gebildet. Dort befinden sich pigmentbildende Zellen. Ob Sie nun schwarz, blond oder brünett sind, hängt von der Menge der Pigmente ab, denn die bestimmt die Farbtiefe des Haares. Die Haarfarbe Grau gibt es eigentlich nicht. Es handelt sich dabei um eine optische Täuschung, die dadurch entsteht, daß sich normal pigmentierte und weiße Haare mischen.

Im Durchschnitt wächst ein Haar etwa 0,3 bis 0,5 mm am Tag. Spätestens nach vier bis sechs Jahren fällt es aus. Sie können sich also leicht ausrechnen, daß die Haarpracht kaum länger als 55 bis allerhöchstens 90 cm werden kann. Und das auch nur, wenn der Besitzer über einen Zeitraum von mehreren Jahren nie auch nur einen Millimeter abschneidet. Natürlich gibt es immer Ausnahmen von einer solchen Regel. Bei einigen wenigen Menschen wachsen die Haare einfach schneller und werden älter. Ein Rezept dafür gibt es nach heutigen Erkenntnissen jedoch leider nicht. Wer von einer Rapunzelmähne träumt, muß eben Geduld aufbringen und es auf den Versuch ankommen lassen. Die schonende und pflegliche Behandlung sowie eine entsprechende Ernährung kann die Chance auf langes Haar sicherlich in begrenztem Maße erhöhen.

Den Anbietern von Wundermitteln sollten Sie nicht auf den Leim gehen. Wer natürliche Zutaten wie Birkensaft vermarktet, ist dabei noch recht harmlos. Dieses Produkt kann der Kopfhaut und damit auch den Haaren möglicherweise tatsächlich guttun. Meiner Meinung nach können Sie durch das Wissen um bestimmte Wirkstoffe jedoch die gleichen Effekte wesentlich günstiger erzielen. Das Versprechen, daß exotische Rezepturen, die angeblich meist aus dem asiatischen Raum stammen, selbst Glatzen verschwinden lassen oder in kurzer Zeit zu einer vollen und langen Mähne führen, ist eine glatte Lüge. Etwas derartiges gibt es noch nicht.

Mehrere Monate, nachdem ein Haar ausgefallen ist, schiebt sich ein neues aus der Kopfhaut heraus. Wir haben durchschnittlich etwa 100.000 Haare. Ungefähr 85% davon befinden sich in der Wachstumsphase. Zu unterschiedlichen Zeiten wechseln diese in die sogenannte Übergangsphase, die meist nur zwei Wochen dauert. Zum Schluß folgt die ungefähr viermonatige Ruhephase, bevor das Haar dann ausfällt. Man spricht vom Haarzyklus, der glücklicherweise „im Kanon" stattfindet. Das Ergebnis ist, daß die Haare gleichmäßig über den Kopf verteilt ausfallen und nicht büschelweise, so daß im Normalfall keine Kahlstellen entstehen.

Wenn Sie das Gefühl haben, unter extremem Haarausfall zu leiden, machen Sie sich ruhig mal die Mühe, die Haare zu zählen. Bis zu 100 Stück am Tag sind durchaus normal, bieten also keinen Anlaß zur Sorge. Sollten es jedoch über einen längeren Zeitraum täglich mehr sein, rate ich Ihnen, zum Hautarzt zu gehen. Ausfallende Haare zu zählen ist übrigens gar nicht so einfach und vor allem sehr mühsam. Es ist nämlich nicht damit getan, diejenigen zu berücksichtigen, die in der Bürste oder im Kamm steckenbleiben. Sie müssen auch ständig Pullover und Jacken absammeln, damit Sie ganz sicher sein können, daß sie die komplette Menge erwischen. Fegen Sie das Badezimmer gründlich aus, bevor Sie sich kämmen, und sammeln Sie anschließend die auf dem Boden liegenden Haare auf. Sicher werden Sie immer einige übersehen. Sie sollten jedoch versuchen, einen möglichst genauen Überblick zu gewinnen.

Schädigungen und Krankheiten

Allein die kurze Übersicht über den komplizierten Aufbau von Haaren und deren Wachstum macht deutlich, daß die Ursachen für kaputte und kranke Haare zahlreich sein können. Streß, Umwelteinflüsse, falsche Ernährung, aber auch falscher Umgang mit den empfindlichen Hautanhanggebilden gehören dazu. Leider werden selbst beim Friseur heutzutage noch viele Fehler gemacht. Die Todsünde, am gleichen Tag zu färben und eine Dauerwelle zu legen, kommt zwar wohl kaum noch vor. Nicht selten wird jedoch heftig toupiert und viel zu lange und vor allem zu heiß geföht. Folgender Tabelle können Sie entnehmen, welche negativen Einflüsse zu welchen Ergebnissen führen.

Ursache	Aussehen
zu starkes Kämmen, Toupieren und Zerren (z. B. mit Gummibändern)	rauh, glanzlos, spröde, gespalten und brüchig

intensive Bestrahlung durch Sonne, Röntgen, Solarium oder Hitze	rauh, glanzlos, trocken und brüchig
Färben, Bleichen, Dauerwelle und stark gechlortes Wasser	rauh, glanzlos, porös, brüchig, gespalten und häufig verfilzt
ernährungsbedingte Mangelerscheinungen	dünn und glanzlos, schlaff

Diese Liste ist natürlich längst nicht vollständig, zeigt Ihnen aber, daß es eine ganze Menge Ursachen gibt, gegen die man selbst vorgehen kann. Achten Sie bei der Behandlung Ihrer Haare und bei Ihrer kompletten Lebensweise auf die genannten Punkte. Dann ist schon viel gewonnen. Wechseln Sie auch den Friseur, wenn der sofort zu Chemie greift oder den sehr heiß eingestellten Fön direkt an Ihre Kopfhaut hält.

Leider muß man auch die Gründe für schlechten Haarzustand erwähnen, die nicht so offensichtlich und vor allem schwerer zu bekämpfen sind. Sie verursachen teilweise echte Krankheiten. Die wichtigste Gruppe, nämlich die Haarmangelkrankheiten (Alopezien), stelle ich Ihnen kurz vor. Da gibt es den bekannten kreisrunden Haarausfall, der meist mit einer Störung des Immunsystems zusammenhängt. In einigen Fällen handelt es sich um zeitlich begrenzte Irritationen, die nach einigen Wochen wieder vorbei sein können. Wer in jungen Jahren bereits betroffen ist, kann den Hautarzt oder auch einen Allergologen konsultieren. Schließlich kann es sich um eine dauerhafte Störung des Immunsystems durch ein Allergen, also einen eine Allergie auslösenden Stoff, handeln.

Der unregelmäßige Haarausfall ist eine weitere Form, die die unterschiedlichsten Auslöser haben kann. Schon bei hohem Fieber oder einer starken Grippe kann der Körper so ge-

13

schwächt sein, daß es dazu kommt. Aber auch Bindege-
webserkrankungen, Diabetes oder andere chronische Störungen können verantwortlich sein. Ebenfalls bekannte Gründe
für unregelmäßigen Haarausfall sind Medikamente und Che-
motherapien.

Zum endgültigen Verlust der Haare kann es durch verschiedene Hautkrankheiten kommen. Die Schuppenflechte ist nur eine
davon. Wird die Haut so stark geschädigt, daß sie regelrecht
vernarbt, wachsen an den betroffenen Stellen nie wieder Haare.
Verbrennungen, Verätzungen oder andere Beschädigungen der
Kopfhaut können zum gleichen schlimmen Resultat führen.

Und noch ein Aspekt muß im Zusammenhang mit gestörtem
Haarwuchs genannt werden. Es handelt sich um die Wirkung
der Hormone, die eine nicht unwesentliche Rolle spielen.
Nach Schwangerschaften oder durch das Einnehmen bzw.
Absetzen von Hormonpräparaten können Veränderungen auf
dem Kopf beobachtet werden. Auch zu vermehrtem Damen-
bart kann es durch den Einfluß von Hormonen kommen.

Daß auch die Ernährung etwas mit dem Aussehen und dem
Wachstum Ihrer Haare zu tun hat, wurde in der Tabelle bereits berücksichtigt. Im Normalfall sollte ein ausgewogenes
Eßverhalten ausreichen, wobei besonders Eiweiß benötigt
wird. Als Todsünde gelten radikale Null-Diäten, weil dem
Haar während solcher Phasen nicht genügend Nährstoffe zugeführt werden. Da diese „Holzhammer-Methoden" für den
gesamten Organismus schädlich sind und nie zum erwünsch-
ten Erfolg, der dauerhaft schlanken Figur, führen, sollten Sie
diese für immer vergessen. Wie Sie Ihren Haaren mit gesunder Ernährung besonders helfen können, können Sie im entsprechenden Kapitel ausführlich nachlesen.

Als letzte Ursache für eine Alopezie sei der Streß erwähnt.
Die Wirkung mag zwar indirekt sein, kann aber von nieman-
dem ernsthaft angezweifelt werden. Wer permanent zuviel

arbeitet, zuwenig schläft und womöglich noch Sorgen hat, schwächt seinen Körper. Die Atmung und der gesamte Stoffwechsel verändern sich. Eine Folge kann sein, daß Haut und Haare nicht mehr ausreichend mit Nährstoffen versorgt, statt dessen aber mit Ablagerungen von Abfallprodukten belastet werden. Vielleicht haben Sie schon mal beobachtet, daß Sie, gerade wenn besonders anstrengende Wochen hinter Ihnen liegen und Sie bereits wieder regenerieren, viele Haare verlieren. Denken Sie nicht, daß in der Ruhephase, die Sie sich gönnen, irgend etwas nicht in Ordnung sei, was zum vermehrten Verlust von Haaren führt. Richtig ist, daß die Auswirkungen von Hektik und Streß lediglich verzögert sichtbar werden. Bedenken Sie, daß ein Haar nicht überall gleichzeitig wächst, sondern nur an der Wurzel. Schädigungen und Mangelerscheinungen zeigen sich also erst, wenn die betreffende Partie aus der Kopfhaut herausgewachsen und für Sie zu sehen ist. Das gilt auch im umgekehrten Fall. Wer durch einseitige Ernährung das Fehlen benötigter Stoffe verschuldet hat, kann nach einer Woche mit ausgewogenem Speiseplan noch keine Verbesserungen erwarten. Zwar treten diese im Grunde vom ersten Tag an ein, sind aber eben noch nicht zu beobachten. Haben Sie also immer Geduld, wenn Sie mit äußerlichen oder innerlichen Methoden versuchen, die Struktur Ihres Haares zu optimieren.

Bisher sind Umwelteinflüsse als Grund für Haarprobleme nur am Rande erwähnt worden. Ihre Wirkung ist sehr komplex und leider auch kompliziert, so daß an dieser Stelle nur kurz darauf eingegangen werden kann. Unser Körper und auch unsere Haare brauchen bestimmte Mineralien und Spurenelemente. Diese haben einen nicht zu unterschätzenden Einfluß auf unser Wohlbefinden und auf das Aussehen. Treten Mängel auf, können Haarausfall oder Hautprobleme die Folge sein. Umgekehrt gibt es jedoch auch die Überlastung mit Stoffen, die entweder nur in kleinen Mengen oder überhaupt nicht benötigt werden. Magnesium ist nur ein Beispiel. Wir brauchen es, damit die Weiterleitung von Reizen reibungslos funktioniert. Gleichzeitig schützt es vor Arterienverkalkung. Nehmen wir jedoch zuviel davon auf, kann dies zu Abgeschlagenheit und körperlicher Schwäche führen.

Mit der Luft und mit chemisch behandelten Lebensmitteln nehmen wir eine ganze Reihe von Stoffen auf, von deren Existenz und Menge wir nichts wissen. So ist es uns auch nicht möglich, das konsumierte Maß von Kalium & Co selbst zu bestimmen. Hinzu kommen alle möglichen Umweltgifte und Schwermetalle, die im menschlichen Körper gar nichts zu suchen haben, aber dennoch aufgenommen werden. Selbst wer nur frisches Obst und Gemüse zu sich nimmt, ist davor nicht sicher. In fast allen Böden und vor allem auch im Regenwasser befinden sich heutzutage Schadstoffe. Haarausfall ist nur ein Symptom, das zu solchen Vergiftungserscheinungen gezählt werden muß.

Falls Sie unerklärliche Beschwerden haben, deren Herkunft Ihnen und Ihrem Arzt rätselhaft ist, sollten Sie einmal eine neue Form der Diagnose testen. Es handelt sich dabei um die sogenannte Haarmineralanalyse. Zwar kann Ihnen diese Methode keine Erfolgsgarantie geben, sie hat aber im Vergleich zu herkömmlichen Untersuchungen einen deutlichen Vorteil. Wenn Ihr Blut oder Urin im Labor unter die Lupe genommen wird, zeigen sich bestimmt einige interessante und aussagekräftige Fakten. Es handelt sich aber immer um eine Momentaufnahme. Das heißt, der Arzt erfährt, in welchem Zustand das Blut am entsprechenden Tag war. Die so gewonnenen Eindrücke lassen zwar Schlußfolgerungen zu, sind aber oft erst nach regelmäßigen Wiederholungen und unter Miteinbeziehung anderer Testergebnisse wirklich aussagekräftig. Nehmen Sie nur das Beispiel eines Diabetikers, der den Zuckergehalt seines Blutes teilweise sogar täglich kontrollieren muß. Die dabei auftretenden starken Schwankungen machen deutlich, was ich meine.

Bei der Haaranalyse ist das ganz anders. Sie zeigt Ablagerungen und Mängel, die der Körper über den Zeitraum mehrerer Monate erdulden mußte. Ein weiterer deutlicher Vorteil, der für dieses Verfahren spricht: Im Haar sammeln sich viele Sorten von Mineralien und Spurenelemente an und bleiben optimal erhalten. Dadurch entsteht ein ziemlich genauer, für den Fachmann sichtbarer Querschnitt der im Organismus befindlichen Stoffe. Falls Sie eine solche Untersuchung vornehmen lassen wollen, sollten Sie einen Arzt oder Heilpraktiker aufsuchen und mit ihm darüber reden.

Aufgrund zunehmender Umweltverschmutzung und entsprechend gestiegener Beschwerden, die die Menschen immer mehr verunsichern, haben leider auch Scharlatane ein Geschäft gewittert und für sich genutzt. Auch wenn ich kein Institut verurteilen will, rate ich im Umgang mit einigen Einrichtungen zur Vorsicht. So wird zum Beispiel eine Haarmineralanalyse per Post angeboten. Sie senden einige Haare ein und erhalten das Ergebnis ebenfalls per Post. Dieses Verfahren erscheint mir nicht überzeugend, da es in keiner Weise die Lebensumstände, Krankengeschichte und ähnliches berücksichtigt. Hinzu kommt, daß die Institute häufig selber Mineralprodukte anbieten. Wer Ihnen gewisse Präparate verkaufen will, wird wohl kaum objektiv und rein wissenschaftlich untersuchen, ob Sie diese überhaupt benötigen. Vertrauen Sie sich daher nicht gleich dem ersten Anbieter an, sondern suchen Sie ruhig, bis Sie das Gefühl haben, gut aufgehoben zu sein.

Damit Sie einen besseren Eindruck darüber gewinnen, wie heftig sich der Mangel oder Überschuß einer bestimmten Substanz bemerkbar machen kann, möchte ich Ihnen einige wichtige Mineralien kurz vorstellen.

Chrom

Regelt unter anderem den Blutzuckerspiegel. Beugt der Arterienverkalkung vor, die in zivilisierten Ländern heutzutage zu den häufigsten Todesursachen zählt.

Zuwenig Chrom macht müde und schlapp und führt zu Lustlosigkeit. Außerdem kann der ständige Appetit auf Süßes durch Chrommangel begründet sein.

Zuviel Chrom kann schädlich für Nieren und Leber sein.

Eisen

Das im roten Blutfarbstoff (Hämoglobin) enthaltene Eisen regelt den Sauerstofftransport von der Lunge zu den Zellen. Es ist außerdem Bestandteil wichtiger Enzyme, die an verschiedenen Körperfunktionen beteiligt sind.

Zuwenig Eisen führt in erster Linie zu Blutarmut. Deshalb wird bei potentiellen Blutspendern vor der Entnahme der Eisenwert geprüft. Ist er zu gering, wird kein Blut abgezapft.

Zuviel Eisen schädigt Leber, Herz und die Bauchspeicheldrüse. Es begünstigt außerdem Infektionen, da die schädlichen Bakterien Eisen zur Vermehrung benötigen. Leichter Eisenmangel bei Schwangeren ist daher eine natürliche Schutzmaßnahme des Körpers vor Infektionen.

Germanium

Seine Aufgabe liegt unter anderem darin, den Sauerstoffhaushalt des Körpers positiv zu beeinflussen. Hilft beim Abbau von Schwermetallen.

Zuwenig Germanium hat man bisher kaum nachweisen können, so daß keine Konsequenzen bekannt sind.

Zuviel Germanium wurde bisher ebenfalls nicht beobachtet.

Kalium

Übernimmt wichtige Aufgaben in der Regulierung des menschlichen Wasserhaushalts. Beeinflußt außerdem die Arbeit der Muskulatur sowie die Strapazierfähigkeit der Nerven.

Zuwenig Kalium kann zu Herzrhythmus-Störungen führen. Auch die Arbeit der Muskeln kann empfindlich beeinträchtigt werden.

Zuviel Kalium senkt den Puls und bringt körperliche Schwäche mit sich. Hinzu kommen mögliche geistige Störungen.

Kalzium

Wird besonders während des Wachstums benötigt, da es dafür sorgt, daß sich Knochen bilden und die Zellteilung vonstatten geht. Außerdem brauchen die Muskeln Kalzium, um sich zusammenziehen zu können.

Zuwenig Kalzium kann in schlimmen Fällen zu Störungen des Bewußtseins führen. Auch starke Erregbarkeit sowie Nervosität können von einem Mangel herrühren.

Zuviel Kalzium kann sich im Körper ablagern, so daß es zu Augen- und Nierenbeschwerden und Arterienverkalkung kommt. Gleichzeitig muß auf die Wechselwirkung von Kalzium und Magnesium hingewiesen werden. Wer zuviel Kalzium hat, scheidet vermehrt Magnesium aus, was in schweren Fällen Herz- und Nierenerkrankungen nach sich ziehen kann.

Kupfer

Spielt beim Wachstum der Knochen sowie bei der Aufnahme von Eisen eine große Rolle.

Zuwenig Kupfer kommt eigentlich kaum vor. Zumindest sind bisher keine Folgen bekannt.

Zuviel Kupfer dagegen hat vor allem auf den Geist des Menschen Einfluß. Das Gedächtnis kann nachlassen. Es wurden auch schon Mißmut und eine negative Lebenseinstellung beobachtet.

Magnesium

Wie bereits erwähnt sorgt es dafür, daß Reize ohne Schwierigkeiten weitergegeben werden können. Es schützt außerdem vor der gefährlichen Arterienverkalkung.
Zuwenig Magnesium kann Nierenprobleme verursachen und Herzbeschwerden provozieren bzw. verschlimmern.
Zuviel Magnesium macht müde und schlapp.

Mangan

Besonders wichtig für die Nerven. Sorgt außerdem für das Knochenwachstum und den Fettstoffwechsel.
Zuwenig Mangan hat zur Folge, daß der Knochenbau leidet.
Zuviel Mangan kann den Blutdruck nach oben treiben. Es wirkt sich auch auf die Psyche aus und kann in schlimmen Fällen zu regelrechten Bewußtseinsstörungen führen, die mit Geisteskrankheiten verwechselt werden.

Selen

Es unterstützt die Wirkung von Vitamin E im Körper. Außerdem bekämpft es Gifte und schwächt deren Wirkungen auf den Organismus ab.
Zuwenig Selen kann zur Folge haben, daß Quecksilber und andere Gifte sich besser im Körper anreichern können und zu Schäden führen. Auch ein erhöhtes Krebsrisiko wird mit Selenmangel in Verbindung gebracht.
Zuviel Selen kann Haarausfall und eine chronische Leberschädigung bewirken.

Zink

Kommt als Wirkstoff in diversen Salben vor, die zur Wundheilung beitragen sollen.
Zuwenig Zink ist möglicherweise belastend für die Leber und erhöht die Anfälligkeit bei Infekten bzw. mindert die Fähig-

keit des Körpers, sich gegen Infekte zu wehren. Außerdem können Geruchs- und Geschmackssinn beeinträchtigt werden.

Zuviel Zink wird kaum mit entsprechenden Konsequenzen beobachtet. In schweren Fällen können Übelkeit und Durchfall auftreten.

Haare und Psyche

Daß Haare für uns Menschen viel mehr sind als nur tote Anhanggebilde der Haut, wird wohl niemand ernstlich in Frage stellen. Sonst wäre es ihnen sicher nie gelungen, sich in so viele Redewendungen zu schleichen. Eine Situation erscheint uns haarig. Die Haare stehen uns in bestimmten Momenten sprichwörtlich zu Berge. Und auch Aussagen wie „krauses Haar – krause Gedanken" zeigen, daß zumindest einige Menschen davon überzeugt sind, daß das Aussehen des natürlichen Kopfschmucks viel über den Träger preisgibt. Ein Berliner Friseur gehört zu diesen Personen. Er hält wilde Locken für den Ausdruck einer lebendigen Persönlichkeit. Wird ein solcher Charakter langfristig gebremst oder eingesperrt, glätten sich die Haare ganz allmählich. Krausköpfe sind also die aktiveren, spontaneren und auch interessanteren Menschen, wogegen solche mit glatten Matten langweilig, bieder und träge sind? Das zu behaupten, wäre wohl stark übertrieben. Zu beobachten ist allerdings, daß Frauen, die für eher brav und solide gehalten werden, sich gerne künstliche Mähnen verpassen lassen, um dadurch so unbezähmbar wie die Lockenpracht zu wirken.

Wenn wir einen Blick auf die Sagenwelt und in die Geschichte werfen, stellen wir fest, welche Bedeutung kurze Fransen oder eine zottige Tracht haben. Die mythische Medusa beispielsweise legte mit Hilfe ihrer Haarpracht so manchen Gegner lahm. Und auch die magische Anziehungskraft der Loreley ist hinlänglich bekannt, die durch bloßes Kämmen des goldenen Schmucks Kapitäne so verwirrte, daß deren Schiffe scheiterten.

„Alles Unsinn und pure Märchen", sagen Sie? Tatsache ist aber, daß Männer langhaarige Frauen schöner finden. Blondinen sind nicht nur im Film bevorzugt. Eine lange, möglichst helle Pracht signalisiert Weiblichkeit und Lieblichkeit. Die Trägerin erweckt den Eindruck, sich hingeben und unterwerfen zu wollen. Sie erscheint schutzbedürftig und auf bestimmte Weise harmlos. Untersuchungen zufolge suchen Männer im Umgang mit Dunkel- oder Rothaarigen eher das Abenteuer, während sie später eine Blondine heiraten. Kein Wunder also, daß geehelichte Damen unter die Haube kommen, was früher wirklich bedeutet hat, sich von den langen Haaren zu trennen, bzw. diese unter einer Haube zu verbergen. Auch in einigen Religionen ist der Zusammenhang eindeutig. Die Haare, von denen deutliche erotische Signale ausgehen, müssen unter einem Tuch vor den Blicken der Männer versteckt werden.

Und noch ein paar Beobachtungen scheinen mir sehr interessant. Menschen mit dickem Haar stecken voller Energie, während die mit den dünnen Ausgaben sehr viel Fingerspitzengefühl haben und häufig ein wenig vergeistigt sind. Wer ständig mit der Widerspenstigkeit seiner Haarpracht zu kämpfen hat, ist vermutlich auch für seine Mitmenschen ein zäher Gegner, der nichts einfach hinnimmt, sondern zunächst dagegen angeht. Und noch ein Beispiel: Eine praktisch veranlagte Person wird eine simple Frisur, die ohne viel Aufwand in jeder Lebenslage sitzt, vorziehen. Wer dagegen gern zeigt, was in ihm vorgeht, und sich ständig verändern können möchte, wird den Schopf eher wachsen lassen. Wenn Sie sich näher mit diesem Thema beschäftigen, werden Sie vielleicht vom Aussehen der Haare Ihres Gegenübers zumindest teilweise auf dessen Charakter schließen können. Lassen Sie sich aber nicht täuschen! Sowohl krankhafte als auch vom Friseur herbeigeführte Veränderungen können eine ganze Menge vertuschen.

Wenn so viel von den Hornfäden geredet wird, die unserer Kopfhaut entwachsen, müssen auch diejenigen erwähnt werden, die am meisten damit zu tun haben: die Friseure, Hairstylisten oder wie immer man sie nennen mag. Die Werbung preist sie als Typberater, Handwerker und Psychologen an. Daran ist viel Wahres. Denn es steht fest, daß Frauen sich besonders dann in die Hände solcher Fachleute begeben, wenn sie an einem Wendepunkt ihres Lebens angelangt sind. Die Trennung von einem Mann ist beispielsweise ein häufiges Motiv, genauso wie Veränderungen im Beruf. Der Friseur braucht eine gute Portion Fingerspitzengefühl, um zu unterscheiden, ob es sich um eine Kurzschlußreaktion, einfaches Modeverhalten oder um das Ergebnis reiflicher Überlegung handelt.

Wenn sich eine Dame von ihren beneidenswert langen Haaren trennt, weil sie vom Partner, der die Mähne immer so liebte, verlassen wurde, ist sie hinterher vielleicht noch unglücklicher als zuvor, weil sie nun zwei Verluste betrauert. Auch wenn es ungerecht ist, wird sie diesen Friseur vermutlich nie wieder in Anspruch nehmen, denn er trägt zumindest eine gewisse Mitschuld. Schließlich hätte er sie besser beraten können und müssen. Wer aus einer spontanen Laune eine andere Farbe ausprobiert, ist besser bedient, denn die Entscheidung läßt sich in relativ kurzer Zeit rückgängig machen. Eine einmal abgeschnittene Pracht, die bis zum Po reichte, wird dagegen wohl nie wieder erreicht werden. Die Trennung ist endgültig.

Aus einem weiteren Grund wird vom Meister der Schere absolute Sensibilität verlangt. Psychologen haben herausgefunden, daß eine Frau beim Friseur ein Wechselbad der Gefühle hinter sich bringt. Beim Betreten des Salons ist sie noch voller Zuversicht und Vorfreude. Sie glaubt, daß aus ihr nun ein ganz neuer Mensch wird, verliert allmählich die realistische Vorstellung vom eigenen Aussehen und dem, was wirklich möglich ist, und stellt sich voller Aufregung die tollsten Frisuren vor. Die Euphorie schlägt in wohliges Genießen um, während die Hände des Fachmanns die Kopfhaut massieren und Shampoodüfte in die Nase der Kundin wehen.

Dann kommt die erste Ernüchterung. Die Haare werden ganz glatt am Gesicht heruntergekämmt. Noch schlimmer ist es, wenn Lockenwickler zum Einsatz kommen. Man sieht sich im Spiegel an und entspricht so gar nicht den Traumvorstellungen von einer schönen, attraktiven Frau. Die Realität hat einen wieder und schlägt besonders grausam zu, denn mit nach vorn gebogenen Ohren, hinter denen eine Lage Watte klemmt, sieht niemand besonders verführerisch aus.

Anschließend ergreift viele ein Gefühl der Hilflosigkeit. Der Friseur setzt die Schere an und kann damit viel Schaden anrichten. Besonders furchtbar daran: Die Betroffene selbst kann nicht mehr eingreifen. An dieser Stelle wird das Wechselbad der Gefühle drastisch klar. Einerseits kommt die Vorfreude wieder durch, die Lust auf etwas Neues, andererseits ist da die Panik, daß in wenigen Minuten das Aussehen unwiederbringlich ruiniert sein könnte.

Das letzte Zittern steht bevor, wenn der fertige Schnitt getrocknet und in Form gebracht wird. Wer schon dachte, daß die neue Frisur unmöglich etwas geworden sein kann, entdeckt vielleicht nach und nach, daß er sich getäuscht hat. Doch auch das Gegenteil kann der Fall sein. Diejenige, die sich bereits sicher fühlte und glaubte, sie würde toll gestylt den Salon verlassen, wird immer blasser, weil der Anblick im Spiegel sich in eine Richtung entwickelt, die ihr gar nicht gefällt. Von früheren Friseurbesuchen wissen die meisten, daß sich in den letzten Minuten noch alles ändern kann. Deshalb ist die Aufregung in dieser Phase auch am größten. Der Höhepunkt ist auch gefühlsmäßig natürlich der abschließende Blick in den Spiegel. Der Fachmann läuft damit um seine Kundin herum, präsentiert sie von den Seiten und von hinten und fragt das obligatorische „Recht so?". Prima, wenn die Frischfrisierte dies ehrlich erleichtert und überglücklich bejahen kann.

Oft ist das allerdings nicht der Fall. Das „Ja" mit belegter Stimme klingt wenig überzeugend, Tränen glitzern in den Augen, und es gibt nur noch eins – den Ort des Geschehens so schnell wie möglich verlassen. Ein Grund dafür, warum letztere Version heute noch sehr häufig vorkommt, sind mangelnde Vorgespräche und schlechte Beratung. Nicht jedem steht eben alles. Was bei der besten Freundin toll aussieht, paßt deshalb noch lange nicht zu mir. Wer ein Bild von der Traumfrisur mit zum Figaro bringt, sollte ehrlich prüfen, ob es nicht das Model, sondern wirklich nur deren Haarschnitt ist, was einem so gut gefällt. Damit Sie begeistert statt frustriert nach Hause gehen, sollten Sie auf jeden Fall folgende Punkte beachten.

- Testen Sie, wie der Friseur reagiert, wenn Sie bei der Terminvereinbarung noch nicht genau sagen können, was gemacht werden soll.

- Beobachten Sie, wie der Coiffeur mit Ihren Vorschlägen und Wünschen umgeht. Kanzelt er Sie ab, weil Ihre Vorstellungen unrealistisch sind, oder versucht er, eine Lösung zu finden, mit der beide Seiten zufrieden sind?

- Prüfen Sie das Angebot des jeweiligen Salons. Versuchen Sie abzuschätzen, ob Sie in einem Null-acht-fünfzehn-Betrieb gelandet sind. Wer seine Haare den Kräften eines solchen Salons anvertraut, muß auch mit einem Null-acht-fünfzehn-Schnitt rechnen.

- Zögern Sie nicht, ein Geschäft wieder zu verlassen, wenn es Ihnen unsympathisch ist. Wer sich bevormundet, nicht ernstgenommen oder überrumpelt fühlt, kann kaum gemeinsam mit dem Fachmann die neue Frisur planen.

Sollte trotzdem mal etwas gründlich schieflaufen, gilt es, das Beste daraus zu machen. Eins der häufigsten Probleme ist, daß zuviel von der Pracht abgeschnitten wurde. Künstlich verlängern kommt nur in ganz schweren Fällen in Frage. Im Normalfall reicht es, wenn Sie durch Stehkragen oder Halstuch das Mißgeschick überspielen. Auch aufwendige Accessoires lenken den Blick von der zu kurzen Gesamtlänge ab. Ist der Pony betroffen, können Sie leider nicht viel tun. Wenn es zur Frisur paßt, sollten Sie mit Gel oder etwas Spray dafür sorgen, daß die ärgerlichen Fransen wenigstens Stand bekommen oder strubbelig aussehen.

Falls die Farbe nicht gefällt, kann man nur abwarten. Wer keine Geduld hat, muß mit noch mehr Farbe nacharbeiten. Haben Sie sich beispielsweise verschätzt und finden das Braun viel zu dunkel, können Sie mit einer roten Tönung warme Reflexe zaubern. Auch das Aufhellen einzelner Strähnen kann helfen. Im umgekehrten Fall kann mit dunklen Strähnen oder einer dunklen Tönung ebenfalls nachgebessert werden. Das Aufhellen der Haare setzt aber immer Bleichen voraus. Die Substanz des Haares ist also schon strapaziert und wird durch erneutes Färben zu stark belastet. Eine sanfte Tönung ist daher das höchste der Gefühle.

Auch bei künstlichen Locken ist das Ergebnis oft ganz anders, als man es sich ausgemalt hat. Steht man plötzlich statt mit großen weichen Wellen mit einer Krause da, sollte man nicht gleich verzweifeln. Es ist eine alte Weisheit, daß eine Dauerwelle am ersten Tag nie gut aussieht. Wenn Sie sich für

Kringellöckchen entscheiden, sollten Sie diese daher einige Tage, wenn nicht sogar eine Woche vor einem großen Ereignis legen lassen. Diese Zeit ist nämlich nötig, bis sich die Haare leicht aushängen und Sie sich an den neuen Look gewöhnt haben. Sie müssen schließlich auch erstmal lernen, die wilde Pracht zu zähmen, was für jemanden, der glattes Haar gewöhnt war, gar nicht so einfach ist. Bleiben die Locken zu heftig, können Sie Pflegeprodukte einkneten oder aufsprühen, die das Haar schwerer machen und dadurch nach unten ziehen. Noch ein Trick hilft: Drehen Sie die einzelnen Strähnen auf große Wickler, lassen Sie das Haar trocknen und bürsten Sie es anschließend ganz vorsichtig aus. Diese Methode sollten Sie allerdings nicht zu oft anwenden, da sie Kopfhaut und Haare strapaziert. Lassen Sie vor allem nie Lockenwickler über Nacht auf dem Kopf.

Falls die künstliche Welle nicht stark genug ist, können Sie relativ wenig tun. Jeder anständige Coiffeur wird Ihnen jedoch kostenlos eine neue Dauerwelle machen, wenn schon nach ein paar Tagen oder zwei bis drei Wochen nichts mehr von der ersten zu sehen ist. Sprechen Sie rechtzeitig darüber, anstatt sich zu ärgern und zu einem anderen Salon zu wechseln.

Lassen Sie zwischen den beiden Behandlungen aber unbedingt eine Zeit von mindestens drei Wochen vergehen. Auch wenn es ärgerlich ist, die Haare brauchen diese Schonfrist. Schließlich handelt es sich um eine extrem belastende Tortur. Auch wenn die Werbung uns einreden will, heutige Dauerwellen seien ganz mild, hat sich daran nichts geändert. Das gilt übrigens auch für das Nachfärben oder -tönen. Überbrücken Sie eine Übergangsphase lieber mit witzigen Tüchern, Haarreifen oder Spangen, bevor Sie sich selbst vorschnell eine weitere chemische Keule zumuten. Bedenken Sie, daß vollends strapaziertes Haar gewiß nicht schöner ist als eine mangelhafte Dauerwelle oder Tönung.

Von Haaren und Typen

Ob Sie nun esoterische Ansätze nachvollziehen und sich die Haare entsprechend Ihrer seelischen Verfassung schneiden oder ob allein modische oder praktische Aspekte den Ausschlag geben, wichtig ist auf jeden Fall, daß Ihr Typ bei der Frisurenauswahl berücksichtigt wird. Die sportliche Frau, die sich in Jeans und flachen Schuhen am wohlsten fühlt, trägt die Haare vermutlich frech mit Pfiff und vor allem unkompliziert. Dagegen wird die elegante Dame, die fast immer in Röcken oder Kleidern herumläuft und auf Tücher und Schmuck großen Wert legt, Steckfrisuren oder lange Hollywood-Wellen bevorzugen.

Wer seinen Typ bei der Entscheidung für die Form des Kopfschmucks ausklammert, wird vermutlich nie richtig zufrieden mit dem Ergebnis sein. Auch wenn man's selbst auf den ersten Blick nicht erkennt, verschenkt man doch die Chance auf ein attraktives Äußeres. Ob Sie es glauben oder nicht – die schickste Frisur wird unbewußt als störend empfunden, wenn sie nicht zum übrigen Outfit des Menschen paßt. Überlegen Sie deshalb genau, wie Sie im Alltag auftreten und in welcher Bekleidung Sie sich am wohlsten fühlen. Ein weiterer äußerst wichtiger Aspekt ist die Gesichtsform. Versuchen Sie, Pausbacken oder Ecken optisch abzuschwächen, statt sie womöglich noch zu betonen. Folgende Tips sollen Ihnen helfen, leichter Ihre Idealfrisur zu finden.

Das runde Gesicht

Zu diesem Typ gehören Sie, wenn die Entfernung von einem Ohr zum anderen der zwischen Stirn und Kinn zu entsprechen scheint. Alles an Ihrem Gesicht wirkt rund und weich, harte Kanten gibt es nicht. Ideal für Sie sind kurze bis höchstens kinnlange Haare. Im Grunde haben Sie generell die Wahl zwischen zwei Arten. Zunächst kommt eine Frisur in Frage, die selbst viel Volumen hat und dadurch das Gesicht schmaler erscheinen läßt. Die zweite Möglichkeit ist, die Seitenpartien eines Pagenkopfes beispielsweise in das Gesicht zu ziehen, so daß die Wangen ebenfalls weniger breit aussehen. Ein Bob oder der klassische Pagenkopf sind gute Möglichkeiten.

Auch kurze Wuschelmähnen eignen sich. Am besten werden die Haare dafür durchgestuft oder bekommen zumindest auf einer Länge eine Stufe. Hübsch ist auch, wenn Sie bei der kinnlangen Lockenpracht auf den Pony verzichten. Wenn Sie dann einen Seitenscheitel tragen, lassen sich einige Strähnen in frechen Kringeln schräg über Stirn und eine Gesichtshälfte ziehen.

Wer unbedingt lange Haare haben möchte, kann das natürlich auch bei einem runden Gesicht. Auch dann empfiehlt sich ein Seitenscheitel. Vielleicht sollten Sie sogar darauf achten, daß der Pony etwas asymmetrisch ist. Außerdem ist wichtig, daß nicht beide Seiten gleich aussehen. Wenn Sie die rechte Partie beispielsweise hinter dem Ohr tragen und die linke locker an der Wange hängen lassen, verändert sich Ihre Gesichtsform optisch erheblich.

Das ovale Gesicht
Es ist lang und schmal. Alles an diesem Gesicht ist weich, auch hier gibt es nichts Knochiges oder Kantiges. Volumen ist besonders an den Seiten wichtig. Wenn Sie einen Pony tragen möchten, sollten Sie diesen nicht stark auftoupieren oder ihm durch Gel Stand geben. Das würde das Gesicht noch länger erscheinen lassen. Lange Haare eignen sich für diese Form sehr gut, besonders dann, wenn sie nicht ganz glatt sind. Großzügige Wellen oder auch kleine Löckchen sind erlaubt. Am besten lassen Sie Ihr Haar kräftig stufen. Wer eine Naturwelle hat, kann sich freuen. Der braucht nur noch etwas

Gel in die Spitzen geben, damit diese sich schön kringeln. Am Oberkopf kann das Haar gegebenenfalls mit Wellenreitern gebändigt werden, damit der Kontrast zu den voluminösen Seiten deutlicher wird.

Wenn Sie von Natur aus glatte Haare haben und ohne Dauerwelle auskommen möchten, wäre vielleicht folgender Vorschlag etwas für Sie: Machen Sie sich einen leichten Seitenscheitel, und schneiden Sie die Haare etwa auf Kinnhöhe gerade ab. Die Spitzen werden nach außen gefönt oder sogar mit dem Lockenstab nach außen gebogen. So erhalten Sie in der unteren Partie Volumen und lenken von der Gesichtsform ab. Für langes, glattes Haar gibt es eine einfache, aber sehr wirkungsvolle Lösung. Frisieren Sie die gesamte ponylose Frisur nach hinten. In die Ansätze, besonders an den Seiten, kneten Sie etwas Gel für Halt und Glanz. Diese Variante sieht nur mit gesundem und gepflegtem Haar gut aus. Damit sich optisch eine Einheit bildet, sollte die Pracht keine Stufen haben.

Das viereckige Gesicht

Wenn Sie an Ihrem Kinn und an der Stirn deutliche Kanten entdecken, haben Sie vermutlich eine viereckige Gesichtsform. Ihr Haarschnitt sollte in diesem Fall möglichst asymmetrisch sein. Achten Sie auch darauf, daß die Form besonders weich ist und damit das Harte der Gesichtszüge ausgleicht. Füllige Wellen bieten sich an. Auch lockere Steckfrisuren kommen in Frage. Ein klassischer Pagenkopf ist ebenso geeignet wie die ganz kurze Variante. Schneiden Sie die Haare dazu über den Ohren ab. Der Pony darf ruhig recht lang sein und sollte in sich gestuft werden, so daß er dicker und bewegter wirkt.

Das dreieckige Gesicht

Ein schmales Kinn und eine breite Stirn – das sind typische Kennzeichen für diese Gesichtsform. Damit läßt sich eine ganze Menge anfangen, ohne viel beachten zu müssen. Verzichten Sie auf den Pony, oder geben Sie sich mit einem ausgedünnten Pony zufrieden. Kurzhaarschnitte können Sie gut tragen. Ein Pilzkopf zum Beispiel ist geradezu ideal. Denken Sie jedoch an den Pony, und kämmen Sie ihn zur Seite. Auch eine fransige Variation mit schmalem Nacken sieht hübsch aus. Außerdem gut bei einem dreieckigen Gesicht: Kämmen Sie die etwas mehr als kinnlangen Haare ganz glatt, und halten Sie die Seiten entweder mit Spangen oder schieben Sie sie hinter die Ohren. Nur die Spitzen dürfen plusterig aussehen. Kneten Sie für diesen Effekt ein wenig Gel hinein. Sie erreichen damit, daß das schmale Kinn optisch der breiteren Stirn angeglichen wird.

Von der Theorie zur Praxis

Zutaten für schönes Haar

Mit diesem Büchlein möchte ich Ihnen Lust machen, Ihre eigenen Haarpflegeprodukte herzustellen. Glauben Sie mir, es ist überhaupt nicht schwer, dauert nicht lange und kostet auch nicht mehr, als wenn Sie auf fertige Kosmetika zurückgreifen. Statt dessen macht es Spaß, und vor allem die Benutzung wird Ihnen viel besser gefallen als die der herkömmlichen Präparate. Und denken Sie nur einmal daran, welche weiteren Vorteile Selfmade-Kosmetik hat. Sie wissen immer genau, was in Ihrem Shampoo oder in der Spülung enthalten ist. Kein Tier muß leiden, um eine neue Mischung auszuprobieren.

Auch der Aspekt des Umweltschutzes ist nicht unerheblich. Schließlich kaufen Sie nicht wieder und wieder eine Plastikflasche, sondern kochen den Nachschub in einem Topf, um ihn anschließend in ein Gefäß abzufüllen, das Sie lange Zeit verwenden können. In diesem Kapitel lernen Sie eine Auswahl an Rohstoffen kennen, die zur Herstellung von Haarpflegeartikeln benötigt werden. Sie werden sich vielleicht wundern, wie viele davon Sie bereits zu Hause haben. Wichtig ist, daß Sie keine synthetischen Konservierungs-, Farb- oder Duftstoffe brauchen. Und noch etwas: Es ist kein Studium nötig, um sich mit den Zutaten vertraut zu machen. Aber ich möchte Ihnen gerne die Möglichkeit geben, die Wirkungsweisen einzelner Stoffe schnell nachzuschlagen, damit Sie später eigene Rezepte entwickeln können, die auf Ihren ganz persönlichen Bedarf abgestimmt sind.

Natürliche Wirkstoffe von A bis Z

Alkohol
Für die Herstellung von Haarshampoo benutzen Sie entweder 70%igen Alkohol, oder Sie stellen daraus und aus einer Pflanze zunächst eine Tinktur her.

Arnika
Die Tinktur dieser Pflanze wird als Heilmittel, vor allem bei Stoßverletzungen, verwendet. Sie heilt die Haut schnell ab und kommt daher auch häufig in Akneprodukten vor. Besonders gegen Schuppen und bei fettigem Haar eignet sich Arnika.

Bier
Der Gerstensaft enthält viel Protein und Vitamin B. Er festigt das Haar und läßt es glänzen.

Birke
Ein Absud der Birkenblätter ist ein hervorragendes Haarwasser. Die Durchblutung der Kopfhaut wird angeregt.

Brennessel
Auch die Blätter dieser Pflanze, die den meisten aus Kindertagen bekannt ist, eignen sich zur Haarpflege. Sie kräftigen und fördern die Durchblutung.

Efeu
Nicht nur die hervorragende Wirkung bei reifer Haut macht Efeu zu einer wichtigen Kosmetikzutat. Gleichzeitig sorgt diese Rankpflanze auch dafür, daß Schuppen verschwinden.

Ei
Das Gelbe vom Ei macht seinem Namen nicht nur auf dem

Teller alle Ehre. Sein Fett- und Lecithin-Gehalt machen es zu einem idealen Zusatz in Haarpackungen.

Essig

Diese Flüssigkeit ist in jedem Haushalt zu finden. Man benutzt sie in erster Linie in der Küche, aber auch zur Reinigung und als Naturheilmittel. Als Haarspülung sorgt Essig für die Regulierung des Säurewerts der Kopfhaut. Er entfernt Kalkreste und schenkt den Haaren Glanz.

Fenchel

Er ist den meisten Menschen als nahr- und schmackhaftes Gemüse bekannt. Daraus lassen sich allerdings auch gute Haarwässer herstellen.

Henna

Aus den Blüten des Tropenstrauchs wird ein duftendes Öl gewonnen. Die Blätter und Stengel liefern die Substanz, die pulverisiert für die Haarpflege verwendet wird. Achten Sie auf das jeweilige Angebot. Henna wird sowohl farblos als auch rotfärbend verkauft.

Honig

Die süße Leckerei ist ein kosmetisches Naturtalent. Mit Honig kann man Haut und Haare pflegen. Auch als Zutat für natürliche Festiger ist er bestens geeignet.

Kamille

Die kleine Blume ist als Heilmittel nicht wegzudenken. Man setzt sie bei Übelkeit oder Erkältungen ein. Wegen ihrer entzündungshemmenden Wirkung verwendet man sie auch gern im Kampf gegen Pickel. Kamille beruhigt die Kopfhaut und hellt blonde Haare auf.

Klettenwurzel
Sie wirkt antibakteriell und stärkt das Haar. Auch als Mittel gegen Schuppen eignet sie sich gut.

Kornblume
Die Blüten der Feldblume werden für Spülungen verwendet, mit denen weiße Haare einen leicht bläulichen Schimmer bekommen.

Lindenblüten
Der Tee ist als Beruhigung für den Magen seit jeher bekannt. Außerdem sorgen Lindenblüten für eine verbesserte Durchblutung der Haut und versorgen sowohl Haut als auch Haare mit Feuchtigkeit.

Olivenöl
Die italienische Spezialität verfeinert Speisen, ist gesund und pflegt intensiv strapaziertes Haar.

Pfefferminze
Der erfrischende Duft der Pflanze fällt sofort auf. Tatsächlich bekämpft sie unangenehme Gerüche. Außerdem wirkt sie desinfizierend. Durchblutet die Kopfhaut und bekämpft Schuppen.

Pottasche
Rein chemisch betrachtet ist Pottasche eine Kaliumverbindung. Das weiße Pulver ist leicht in Wasser löslich. Es wird unter anderem zur Herstellung von Seife verwendet.

Rhabarber
Die sauren Stangen werden vor allem als Kompott verarbeitet. Das aus der Wurzel gemachte Pulver pflegt und tönt blondes Haar.

Sandelholz
Der Tropenbaum blüht das ganze Jahr. Man gewinnt daraus ein entspannendes Öl. Außerdem eignet sich Sandelholz, um dunklem Haar einen rötlichen Schimmer zu geben.

Seifenkraut
Das Kraut gehört zur Gattung der Nelkengewächse. Seinen Namen verdankt es seiner reinigenden Wirkung. Außerdem bekämpft es Bakterien. Leider kann es nicht als schäumende Basis eines Shampoos verwendet werden, da es bei häufiger Benutzung toxisch wirkt.

Silberseife
Hierbei handelt es sich um Schmierseife, die auf ganz bestimmte Art gereinigt ist. Sie benötigen sie als Basis für Haarshampoo.

Walnuß
Nicht nur zu Weihnachten ist diese köstliche Nuß beliebt. Ihr Öl und ihre Schale finden auch in der Kosmetik Anwendung. Haare lassen sich damit leicht braun tönen. Achtung: Auch die Haut kann durch zerriebene Walnußschalen gefärbt werden.

Weizenkeimöl
Dieses reichhaltige Speiseöl bietet sich zur intensiven Haarpflege an.

Zinnkraut (Schachtelhalm)
Die Blätter fördern die Durchblutung und hemmen Entzündungen. Gleichzeitig wird die Kopfhaut gestärkt.

Zitrone
Die gelbe Frucht mit dem hohen Gehalt an Vitamin C ist

gesund und lecker. Verwenden Sie ihren Saft als Haarspülung.

Ausgewählte Fertigprodukte

Vermutlich werden Sie nicht immer Lust oder Zeit haben, sich Ihre Produkte selbst herzustellen, auch wenn das noch so viele Vorteile hat. Das verstehe ich nur zu gut. Damit Sie aber keine schlechten Erfahrungen machen müssen oder unsicher sind, ob Sie den einen oder anderen Artikel wirklich als naturkosmetisches Präparat ansehen können, versuche ich, Ihnen einen kleinen Überblick über erhältliche Fertigprodukte zu geben. Selbstverständlich kann es sich dabei nur um eine Auswahl handeln, die während meiner Recherchen entstanden ist.

Henna-Serie
Sie haben das Pulver sicher schon in der Rohstoffliste entdeckt. Natürlich können Sie auch fertige Haarpflegeprodukte kaufen, die auf diesem Stoff aufbauen. Es gibt sowohl Shampoo als auch Stylinggel.

Bananen-Serie
Konsumiert macht die gelbe Tropenfrucht fröhlich und ist gesund. Aber auch in der Kosmetik hat sie einen festen Platz. Sie kommt beispielsweise in nährenden Gesichtsmasken vor. Eine spezielle Pflegeserie bietet Kur, Shampoo und Spülung für die Haare an. Normales und trockenes Haar wird damit weich und geschmeidig.

Weizenkeim-Serie
Die Kraft der Weizenkeime gepaart mit einer Extra-Portion Vitamin E gibt trockenem Haar die Nährstoffe, die es drin-

gend braucht. Auch bei dieser Serie bekommen Sie sowohl Shampoo als auch Zusatzpflege, beispielsweise Schaumbalsam.

Soja-Serie
Soja-Extrakt enthält viel Protein. Der Wirkstoff ist daher gut geeignet, strapaziertem und angegriffenem Haar die Kraft zurückzugeben. Kombinieren Sie Shampoo und Schaumbalsam.

Spezielle Feuchtigkeitsserie
Auch dieses Programm baut hauptsächlich auf der Wirkung von Weizenkeimöl auf. Hinzu kommen Aloe Vera, Mandelmilch und Jojoba. Das Haarbad wird durch eine Maske und ein Konzentrat für die Spitzen ergänzt.

Blüten- und Kräuter-Serie
Auf den jeweiligen Typ oder die Problematik abgestimmt gibt es eine Reihe von Shampoos und zusätzlichen Pflegeprodukten, die auf Kräutern oder Blüten basieren. Unter anderem sind folgende Sorten erhältlich: Brennessel, Ringelblume, Kamille, Rosmarin, Klettenwurzel.

Zitronen-Serie
Daß die Zitrone in der Haarpflege Anwendung findet, ist ja bekannt. Sie finden auf dem Markt Shampoo und Kur. Häufig ist auch die Kombination von Zitrone und Kamille, die natürlich besonders von Blonden gern verwendet werden.

Jojoba-Serie
Wer sein Haar durch Dauerwelle, Färbung oder andere Belastungen sehr strapaziert hat, kann ihm mit Jojoba wieder auf die Beine helfen. Meistens sind in den angebotenen Artikeln

zusätzlich Kräuter wie Brennessel oder Schachtelhalm enthalten. Es gibt Shampoo, Kur und Spülung.

Honig-Serie
Diese Produkte tun Ihren Haaren nicht nur gut, sie duften meist auch angenehm nach Honig. Häufig sind Kombinationen zu finden, beispielsweise mit Weizenkeim.

Kosmetik aus dem Meer

Wer an einem Ozean steht, spürt die geheimnisvolle Kraft des Meeres deutlich. Schon die Luft hat auf viele Menschen eine äußerst positive Wirkung. Dazu kommt das Rauschen der Wellen, der Anblick der unendlichen, stets bewegten Weite, die bewußt macht, wie klein der einzelne Mensch eigentlich ist. Kein Wunder also, daß es viele von uns immer wieder an Ufer, Küsten und Strände zieht. Außerdem ist es nicht erstaunlich, daß sich Forscher und Wissenschaftler schon sehr früh mit dem Wasser des Meeres und allem, was darin lebt, beschäftigt haben. Dazu gehört einerseits der Boden, andererseits die Pflanzenwelt.

Hier sind insbesondere Algen zu nennen, deren Erscheinungsformen extrem vielfältig sind. Vom Einzeller, der mit bloßem Auge nicht erkennbar ist, bis zur riesigen, viele Kilo schweren Pflanze gibt es alles. Bemerkenswert ist, daß Algen sich ihre Nährstoffe direkt aus dem Wasser filtern. Sie haben keine Wurzeln, die irgendwo tief unten im Schlamm angewachsen sind. Je reichhaltiger das Meer ist, desto größer ist auch die Nahrungsmenge, die aufgenommen wird.

Man hat schon sehr früh herausgefunden, daß die aufgenommenen Wirkstoffe von den Algen gespeichert werden können. Dies erklärt ihren Wert und ihre hervorragende Einsetzbarkeit in vielen Bereichen. Ob als kalorienarmes Nahrungsmittel, in der Landwirtschaft als Viehfutter und Düngemittel, als Binde- und Geliermittel in Medikamenten oder in der Heilkunde – Algen sind aus dem täglichen Gebrauch nicht mehr wegzudenken. Gerade für die Hautpflege sind die Wasserpflanzen ein Gewinn. Ihre Zusammensetzung gleicht der menschlicher Zellen. Außerdem enthalten sie Aminosäuren, Mineralstoffe, Spurenelemente und Vitamine. Weiterhin sind sie gute Jod-Lieferanten. Diesen Stoff braucht unsere Haut, um Sauerstoff aufnehmen zu können.

Natürlich ist Alge nicht gleich Alge. Unter den vielen existierenden Arten sind längst noch nicht alle erforscht. Nach heutigem Forschungsstand geht man davon aus, daß die Braun- und die Rotalgen die für die kosmetische Nutzung besten Sorten sind. Doch auch innerhalb dieser Gruppen gibt es große Unterschiede. Das Erntegebiet spielt beispielsweise eine erhebliche Rolle. Wie sauber und nährstoffhaltig ist das Wasser? In welcher Tiefe wachsen die Pflanzen? Gibt es eine starke Strömung, oder steht das Gewässer? Das alles sind Fragen, deren Beantwortung Hinweise auf die Qualität der Algen geben können. Auch die Jahreszeit der Ernte ist von Bedeutung.

Nicht zuletzt ist die schonende Weiterverarbeitung wichtig. Algen verderben schnell. Wenn sie mit speziellen Apparaturen aus dem Wasser geholt werden, dürfen sie daher nicht lange an Deck in der Sonne liegen. Das Material muß schnell verarbeitet werden. Am besten beginnt man damit direkt auf dem Schiff. Und auch später sind gute fachliche Kenntnisse nötig, um bei der Reinigung, Zerkleinerung usw. keine Fehler zu machen.

Sie sehen also, der Umgang mit Algen ist zwar eine lohnende Sache, setzt aber auch ein großes Wissen voraus. Nur weil der Einsatz der kostbaren Pflanzen im Bereich der Kosmetik in Deutschland immer beliebter wird, sollten Sie nicht jedes

Produkt, das laut Beschriftung Algen enthält, kaufen. Mein persönlicher Tip ist, Fertigprodukte von Firmen zu kaufen, die auf diesem Gebiet spezialisiert sind. Die Alternative ist, sich selbst den Rohstoff zu besorgen und zu verarbeiten. In diesem Fall sollten Sie sehr genau darauf achten, wer Ihnen pulverisierte Algen verkaufen will. Fragen Sie ruhig nach dem Anbaugebiet, der genauen Bezeichnung der Pflanze und nach der Erntezeit. Falls Sie darauf nur Schulterzucken bekommen, sollten Sie mißtrauisch werden.

Kommen wir nun zur Behandlung von Haaren mit Algen. Ganz gleich, ob Sie trockenes oder fettiges Haar haben, die Meerespflanzen sind zur Pflege auf jeden Fall geeignet, da sie die Talgproduktion regulieren. Das bedeutet, daß die Produktion entweder angekurbelt oder gebremst wird, je nach Bedarf. Außerdem wird die Durchblutung der Kopfhaut angeregt, und dem Blut werden wichtige Nährstoffe zugeführt. So ist die Versorgung des Haares, die letztendlich für gesundes Wachstum verantwortlich ist, gesichert.

Wer dauerhaft unter erheblichen Haarproblemen leidet, sollte zum Arzt gehen. Eine Ernährungsumstellung oder Ergänzung mit Mineralien und speziellen Nährstoffen wird vermutlich unumgänglich sein. Eine umfassende Algentherapie ist als unterstützende Maßnahme in den meisten Fällen vorteilhaft. Ein Behandlungsplan könnte etwa folgendermaßen aussehen. Kapseln auf Algenbasis mit Bierhefe oder Tonerde sowie Pulver, Tee und möglicherweise spezielle Öle kommen zur innerlichen Anwendung. Sie versorgen den Körper einerseits mit Wirkstoffen, andererseits sorgen sie dafür, daß Giftstoffe leichter abgebaut werden. Hinzu kommen Pflegeprodukte zur äußerlichen Anwendung. In erster Linie sind hier natürlich reinigende Präparate, also Shampoos, zu nennen. Ergänzt werden diese durch Balsam, der nach der Wäsche in die Spitzen einmassiert und nicht ausgespült wird. Auch Haarwasser zur Behandlung der Kopfhaut ist wichtig. Abgerundet wird die Therapie durch spezielle Packungen, die als Kur ein- bis zweimal wöchentlich angewendet werden können.

Selbstverständlich dürfen Sie von einer solchen Behandlung ebensowenig ein Wunder erwarten wie von anderen Mitteln. Da das einzelne Haar nicht über einen Stoffwechsel oder eine Zellerneuerung verfügt, wachsen Schäden leider so lange mit, bis die entsprechenden Stellen der Schere zum Opfer fallen. Auch wenn Ihnen die Werbung gerne einreden möchte, daß nach der Benutzung eines Präparats über wenige Wochen die Traum-Mähne Wahrheit geworden ist, dürfen Sie das nicht glauben. Nur eine langfristige Vorgehensweise, die das Problem von möglichst vielen Seiten gleichzeitig anpackt, kann schließlich zum Erfolg führen.

Abschließend bleibt zu erwähnen, daß eine solche komplette Kur zur Vorbeugung zwar nie schaden kann, für normales Haar aber auch nicht unbedingt notwendig ist. Wenn Sie keine wirklichen Problemhaare haben, kommen Sie mit regelmäßiger Reinigung, ab und zu einer Packung und Spülung und vor allem gesunder Ernährung bestens zurecht.

Das Arbeitsmaterial

Es wäre schön, wenn Sie sich entschließen könnten, Ihr Shampoo sowie Spülungen und Kuren in Zukunft selbst herzustellen. Viele Vorteile habe ich Ihnen bereits genannt. Das überzeugendste Argument ist für mich, daß ich, seit ich das tue, immer wieder auf das Aussehen und das schnelle Wachstum meiner Haare angesprochen werde. Warum sollte es Ihnen anders gehen? Einige der Rohstoffe, die Sie benötigen, haben Sie bereits kennengelernt. Nun will ich Sie mit dem Arbeitsmaterial vertraut machen. Sie brauchen nicht viel und werden feststellen, daß Sie die meisten Utensilien bereits in Ihrem Haushalt finden.

Stellen Sie sich alles zurecht, bevor Sie mit der Arbeit anfangen. Küchentücher und Etiketten gehören dazu. Falls etwas daneben geht, sollten Sie schnell die Tücher zur Hand haben. Außerdem ist es gut, wenn Sie Ihre fertigen Werke gleich beschriften können. Später wird es leicht vergessen, so daß man durcheinander kommt, wenn man mehrere Sorten herstellt.

Topf

Um ein Shampoo herzustellen, benötigen Sie einen kleinen Topf. Er braucht keine besonderen Anforderungen zu erfüllen, sollte aber lieber hoch als flach sein, da die Mischung sonst leicht überschäumen kann. Achten Sie auch darauf, daß er innen möglichst sauber ist, damit sich keine Rückstände in Ihrem Produkt wiederfinden.

Meßbecher

Es gibt sehr hübsche kleine Glasgefäße mit einer Skala bis 100 oder 200 ml, die teilweise sogar feuerfest sind. Wenn Sie im Bereich der Kosmetik noch mehr machen möchten, sollten Sie sich davon zwei oder drei anschaffen. Im Notfall reicht natürlich auch ein kleiner Meßbecher aus Plastik.

Löffel, Glasstab, Spatel

Um die Präparate umzurühren, benötigen Sie ein paar Löffel oder ähnliches. Ich arbeite gern mit einem Glasstab, der gut in der Hand liegt und relativ hohe Temperaturen verträgt. Der Spatel hilft Ihnen, pulverförmige Zutaten zu entnehmen.

Waage

Wenn Sie große Mengen einiger Rohstoffe kaufen, benötigen

Sie eine Diät- oder Briefwaage, um die für ein einzelnes Rezept gebrauchte kleine Portion abzumessen. Man kommt aber auch ohne Waage gut zurecht, wenn man immer nur die entsprechende Menge kauft.

Trichter
Das Umfüllen des Shampoos in die Flasche wird mit einem Trichter erheblich erleichtert.

Verschließbare Gefäße
Während Spülungen beispielsweise immer für den sofortigen Gebrauch bestimmt sind, bewahren Sie Shampoos natürlich länger auf. Am besten nehmen Sie dafür dunkle, fest verschließbare Flaschen. Sollten Sie noch den leeren Behälter eines Kaufproduktes haben, können Sie ihn selbstverständlich benutzen. Reinigen Sie ihn gründlich, bevor Sie ihn verwenden. Eine weitere gute Möglichkeit sind Kunststoffflaschen mit einem Spritzverschluß.

Schüsseln
Einige kleine bis mittelgroße Schalen oder Schüsseln haben Sie vermutlich ohnehin immer zur Hand. Sie brauchen Sie, um darin Packungen anzurühren.

Offene Behälter
Um Tinkturen selbst herzustellen, brauchen Sie Gefäße, die oben möglichst weit sind. Dunkle Behälter sind am besten. Wie Tinkturen zubereitet werden, erkläre ich später. Viele gibt es auch schon fertig zu kaufen.

Rezepte, Rezepte

Haarwäsche

Wenn Sie sich bisher ausschließlich mit gängigen Fertigpro-dukten die Haare gewaschen haben, sind Sie vermutlich an eine dickflüssige Konsistenz der Shampoos gewöhnt. Nach dem kräftigen Einmassieren bildet sich auf Ihrem Kopf nor-malerweise jede Menge Schaum. Von diesen Gewohnheiten und Erwartungen müssen Sie sich nun komplett verabschie-den. Die Shampoos aus meinen Rezepten sind dünnflüssig bis wäßrig. Und bei der Reinigung damit entsteht auch kein Schaum bzw. nur eine kleine Menge. Hinzu kommt, daß Sie nach der Wäsche und dem üblichen Ausspülen mit Wasser immer eine saure Spülung mit Zitrone und/oder Essig ma-chen müssen.

Wenn Sie Ihr Haar dann frisieren, wird es sich anders an-fühlen, als Sie es kennen. Bisher waren Ihre Haare je nach Typ wahrscheinlich immer recht locker und weich, wenn sie frisch gewaschen waren. Das lag daran, daß nicht nur der Schmutz, sondern auch wichtiges Hautfett entfernt wurde. Die Entfettung ist gewöhnlich viel zu stark, was zur Folge hat, daß die Kopfhaut mehr Talg produziert, um dieser Ent-wicklung entgegenzuwirken. Zunächst sind die Haare also luftig leicht. Doch schon nach kurzer Zeit hat sich wieder Schmutz und Fett angesammelt, und Sie müssen erneut wa-schen. Das ist bei den natürlichen Shampoos anders. Die Haare fühlen sich während des Trocknens etwas härter an, haben aber meistens schon von allein besseren Halt, so daß Sie entsprechende Stylingprodukte reduzieren können. Die

Talgproduktion wird nicht so stark angekurbelt. Sie brauchen sich daher nicht mehr so oft den Kopf waschen.

Verbesserungen der Struktur bzw. des Aussehens werden Sie sicher nicht sofort feststellen. Dafür brauchen Sie schon etwas mehr Geduld. Geben Sie sich und Ihrem Haar die Chance, und steigen Sie wenigstens für ein halbes Jahr auf selbstgemachte Produkte um. Ich bin überzeugt, daß Sie nach dieser Zeit und den neuen Erfahrungen nicht mehr zurück wollen. Außerdem sollten Sie beim Waschen Ihrer Haare einige Tips berücksichtigen.

- Kämmen Sie Ihr Haar vor der Wäsche immer durch. Es läßt sich im trockenen Zustand viel leichter entwirren. Außerdem ersparen Sie sich unnötig viele Haare im Abfluß. Vielleicht wissen Sie bereits, wie schnell ein Abfluß von Haaren verstopft sein kann. Da die Reinigung nicht sehr angenehm ist, benutze ich stets ein spezielles Sieb. Mit dem Kämmen vor der Wäsche werden lose Haare bereits im Vorfeld entfernt.

- Wenn Sie doch fertige Präparate kaufen, sollten Sie diese in den Handflächen schon leicht verreiben, bevor Sie sie in das Haar geben. Die meisten können auch mit etwas Wasser verdünnt werden. Die selbst zubereiteten Shampoos brauchen Sie nicht mehr verdünnen. Sie sollten sie aber auch erst in die Hand gießen und nicht direkt auf den Kopf.

- Waschen Sie Ihr Haar nur, wenn es nötig ist. Das heißt nicht, daß Sie mit Strähnen oder sonstwie ungepflegt herumlaufen sollen. Ich will damit nur sagen, daß Sie nicht aus Gewohnheit jeden Morgen die Haare waschen sollten. Das ist eindeutig zuviel. Alle zwei Tage ist in den meisten Fällen das absolute Maximum.

- Durch zu heißes Fönen können Schädigungen entstehen. Das gilt auch für heißes Wasser, wenn auch in geringerem

Maße. Benutzen Sie besser lauwarmes bis höchstens handwarmes Wasser. Zum Abschluß darf es ruhig eine kalte Spülung sein. Das erfrischt und bringt die Durchblutung in Schwung.

- Gründliches Ausspülen ist besonders wichtig. Die Inhaltsstoffe der Rezepturen sind nur für kurzfristigen Körperkontakt gedacht. Rückstände sollten nicht in die Haut einziehen können.

- Und noch ein wichtiger Tip für Langhaarige: Nasse Haare dehnen sich stärker als trockene. Kämmen Sie deshalb niemals Ihr Haar, wenn es noch sehr naß ist, da es sonst überdehnt und brüchig wird.

Ich gebe Ihnen jetzt eine Auswahl von Rezepten. Probieren Sie doch einfach verschiedene aus. Vielleicht haben Sie bald Ihr Lieblingsshampoo und benutzen kein anderes mehr. Bedenken Sie bitte immer, daß die beschriebene Wirkungsweise recht schwach ist. Schließlich bleibt ein Reinigungsmittel nur kurze Zeit auf dem Kopf und wird dann wieder gründlich abgespült. Die Wirkdauer ist also sehr gering. Schneller werden Sie Erfolge sehen, wenn Sie fleißig auf Spülungen und Kuren zurückgreifen.

Grundrezept

3 Tassen destilliertes Wasser, 1 EL Silberseife, 1 TL Pottasche, 30 ml Weingeist (70%)

Gießen Sie das Wasser in einen Topf, und lassen Sie es aufkochen. Fügen Sie dann die Silberseife hinzu, und rühren Sie kurz, bis sie sich vollständig gelöst hat. Nun können Sie die Pottasche zugeben. Lassen Sie alles auf kleiner Flamme etwa eine halbe Stunde köcheln. Nach dieser Zeit nehmen Sie den

Topf von der Platte und lassen die Mischung abkühlen. Erst jetzt gießen Sie den Weingeist zu, rühren ihn unter und füllen das fertige Produkt in eine Flasche. Schütteln Sie sie zum Abschluß noch einmal kräftig durch.

Für die schon so häufig erwähnte *saure Spülung* nehmen Sie einfach gewöhnlichen Haushaltsessig und verdünnen ihn mit klarem Wasser. Ersatzweise können Sie auch Zitronensaft verwenden. Pressen Sie eine frische Zitrone aus, filtern Sie den Saft durch ein feines Sieb, und gießen Sie ihn in eine Karaffe mit Wasser. Sie sollten immer die eine oder andere Mischung vorbereitet haben, wenn Sie mit der Haarwäsche beginnen.

Nach Ihrem ersten Versuch werden Sie feststellen, daß die entstandene Menge nicht besonders groß ist. Ich gebe nur das Rezept für eine kleine Portion an, da ich es am besten finde, sich lieber häufig ein frisches Shampoo zuzubereiten. Sie werden sehen, daß der Aufwand gering ist, so daß Sie ohne Bedenken mindestens alle zwei Wochen etwas Zeit für Ihre „Kosmetikfabrikation" einplanen können. Wie lange Sie mit der Menge wirklich auskommen, hängt natürlich wesentlich davon ab, wie oft Sie sich die Haare waschen und wie viele Personen Ihr Shampoo benutzen. Selbstverständlich können Sie das Grundrezept auch problemlos verdoppeln oder gleich die dreifache Menge herstellen. Es hält sich sehr gut.

In den meisten Fällen werden Sie wahrscheinlich eher eines der folgenden Rezepte verwenden. Dabei ist die Haltbarkeit recht unterschiedlich. Sie hängt entscheidend davon ab, ob Sie die Wirkstoffe über den Alkohol oder das Wasser zufügen. Wäßrige Auszüge sollten Sie nicht länger als zwei Wochen aufbewahren. Wenn Sie die Herstellung von Kosmetika als notwendiges Übel betrachten, dem Sie keine Freude abgewinnen können, sollten Sie sich auf Rezepturen mit alkoholischen Auszügen beschränken. Davon können Sie ohne Bedenken größere Mengen herstellen.

Kamillen-Shampoo

2 Tassen destilliertes Wasser, 1 Tasse Kamillenaufguß, 1 EL Silberseife, 1 TL Pottasche, 30 ml Kamillentinktur

---

Herstellung wie beschrieben. Unter einem Aufguß versteht man im Prinzip nichts anderes als einen Tee. Den fertigen Kamillentee verlängern Sie mit dem destillierten Wasser und bringen beides zusammen zum Kochen. Die Kamillentinktur verwenden Sie statt des einfachen Alkohols. Sie können sie fertig kaufen oder ebenfalls selbst herstellen. Wenn Sie sich für letzteres entscheiden, gehen sie folgendermaßen vor. Geben Sie etwa 3 g Kamillenblüten in ein dunkles, verschließbares Gefäß mit breiter Öffnung. Gießen Sie 30 ml Weingeist (70%) darüber, und lassen Sie das Ganze mindestens 14 Tage an einem warmen Ort stehen. Nach dieser Zeit entfernen Sie die Pflanzenteile und seihen die Tinktur ab. Nun können Sie sie für die Shampooherstellung verwenden.

Birken-Shampoo

3 Tassen destilliertes Wasser, 1 EL Silberseife, 1 TL Pottasche, 30 ml Birkenblättertinktur

---

Herstellung wie beschrieben. Die Wirkstoffe der Birke sind seit jeher bekannt dafür, daß sie der Schuppenbildung entgegenwirken. Außerdem sorgt diese Rezeptur für eine kräftige Durchblutung der Kopfhaut. Nährstoffe werden besser und in größerem Umfang in die Haare transportiert.

Efeu-Shampoo

3 Tassen destilliertes Wasser, 1 EL Silberseife, 1 TL Pottasche, 30 ml Efeutinktur

---

Herstellung wie beschrieben. Auch bei diesem Rezept handelt es sich um ein hervorragendes Anti-Schuppen-Shampoo.

Arnika-Shampoo

3 Tassen destilliertes Wasser, 1 EL Silberseife, 1 TL Pottasche, 30 ml Arnikatinktur

---

Herstellung wie beschrieben. Wenn Sie häufig angegriffene Kopfhaut haben, sollten Sie dieses Shampoo ausprobieren. Gleichzeitig bekämpft es die Schuppenbildung.

Klettenwurzel-Shampoo

3 Tassen destilliertes Wasser, 1 EL Silberseife, 1 TL Pottasche, 30 ml Klettenwurzeltinktur

---

Herstellung wie beschrieben. Wenn Sie sich über Ihr dünnes, zipfliges Haar ärgern, dann ist das Ihre Rezeptur. Sie stärkt das Haar und bekämpft gleichzeitig die Schuppenbildung.

Lindenblüten-Shampoo

2 Tassen destilliertes Wasser, 1 Tasse Lindenblütenaufguß, 1 EL Silberseife, 1 TL Pottasche, 30 ml Lin-
denblütentinktur

Herstellung wie beschrieben. Die Mischung eignet sich für
sprödes Haar. Sie fördert die Durchblutung der Kopfhaut.
Falls Sie das Shampoo lange aufbewahren möchten, sollten
Sie auf den Aufguß verzichten und nur mit destilliertem Wasser arbeiten.

Pfefferminz-Shampoo

2 Tassen destilliertes Wasser, 1 Tasse Pfefferminzaufguß, 1 EL Silberseife, 1 TL Pottasche, 30 ml Weingeist (70%)

Herstellung wie beschrieben. Das Shampoo erfrischt herrlich
und ist ein wahres Sommer-Produkt. Ganz nebenbei tun Sie
damit etwas für Ihre Kopfhaut und bekämpfen Schuppen und
Bakterien. Als Variante können Sie zusätzlich 5 Tropfen Pfef-
ferminzöl im Alkohol lösen, bevor Sie diesen zufügen. Dieses Verfahren ist auch als Alternative möglich, wenn Sie auf
den Minzaufguß verzichten wollen.

Zinnkraut-Shampoo

2 Tassen destilliertes Wasser, 1 Tasse Zinnkrautauf-
guß, 1 EL Silberseife, 1 TL Pottasche, 30 ml Zinn-
krauttinktur

Herstellung wie beschrieben. Zinnkraut gibt strapaziertem
Haar Kraft. Es ist außerdem wohltuend für die Kopfhaut.
Auch hier können Sie auf den Aufguß verzichten und nur mit
der Tinktur arbeiten. Umgekehrt können Sie selbstverständlich den alkoholischen Auszug weglassen, wenn Sie ihn nicht
rechtzeitig angesetzt oder nicht bekommen haben.

Zitronen-Shampoo

3 Tassen destilliertes Wasser, 1 EL Silberseife, 1 TL
Pottasche, 30 ml Weingeist (70%), 5 Tropfen Zitronenöl

Herstellung wie beschrieben. Das Zitronenöl geben Sie in
den Alkohol, bevor dieser in die vorbereitete Seifenlösung
gegossen wird. Zusätzlich können Sie eine unbehandelte Zitrone heiß abwaschen und ihre Schale fein abreiben. Kochen
Sie die abgeriebene Schale kurz im Wasser auf und lassen Sie
die Mischung eine Minute ziehen. Dann sieben Sie sie sehr
fein durch und gießen das Zitronenwasser in den Topf zurück.
Der weitere Vorgang bleibt der gleiche. Übrigens, auch nach
der Benutzung dieses Shampoos wird sauer nachgespült.

Henna-Shampoo

3 Tassen destilliertes Wasser, 1 EL Silberseife, 1 TL Pottasche, 30 ml Weingeist (70%), 1 TL Hennapulver

Herstellung wie beschrieben. Lösen Sie das Hennapulver im Alkohol auf. Strapaziertes, sprödes Haar wird sich durch die regelmäßige Anwendung diese Shampoos wohler fühlen.

Brennessel-Shampoo

2 Tassen destilliertes Wasser, 1 Tasse Brennesselaufguß, 1 EL Silberseife, 1 TL Pottasche, 30 ml Brennesseltinktur

Herstellung wie beschrieben. Der Umgang mit den brennenden Pflanzen lohnt sich. Sie geben dem Haar neue Kraft und pflegen auch die Kopfhaut.

Rosen-Shampoo

2 Tassen destilliertes Wasser, 1 Tasse Rosenwasser, 1 EL Silberseife, 1 TL Pottasche, 30 ml Weingeist (70%), 5 Tropfen Rosenöl

Herstellung wie beschrieben. Der Duft der Rose ist ein echter Klassiker, der sowohl eleganten Damen als auch knallharten Geschäftsfrauen steht. Außerdem schenkt dieses Shampoo Ihrem Haar verführerischen Glanz.

Vanille-Shampoo

3 Tassen destilliertes Wasser, 1 EL Silberseife, 1 TL
Pottasche, 30 ml Vanilletinktur

Herstellung wie beschrieben. Auch dieses Rezept ist etwas
für Menschen mit einer feinen Nase. Der herrliche Vanille-
duft begleitet Sie den ganzen Tag und wird nicht, wie man
glauben könnte, von der anschließenden Essig- oder Zitro-
nenspülung überlagert.

Reichhaltiges Kräuter-Shampoo

3 Tassen destilliertes Wasser, 1 EL Silberseife, 1 TL
Pottasche, 30 ml Weingeist (70%), 1 TL Rosmarin, 1
TL Thymian, 1 TL Salbeiblätter

Herstellung wie beschrieben. Bereiten Sie aus einer Tasse des
Wassers und den Kräutern einen Aufguß. Die weitere Vorgehensweise bleibt unverändert. Diese Mischung bekämpft
gleichzeitig Schuppen, fördert die Durchblutung, stärkt die
Spannkraft und gibt schönen Glanz. Salbeiblätter hellen
leicht auf. Bei der hier verwendeten Konzentration ist diese
Wirkung allerdings nicht zu bemerken. Nehmen Sie eine
größere Menge davon, falls Sie Ihr blondes Haar bewußt aufhellen möchten. Wenn es Ihnen in erster Linie um diesen Effekt geht, sollten Sie allerdings auf Kamille und Zitrone
zurückgreifen.

Herstellung wie beschrieben. Die Abkochung stellen Sie im Grunde ähnlich her wie sonst den Aufguß. Nehmen Sie keinen Emailletopf, da dieser die Farbe annehmen würde. Stahl eignet sich besser. Lassen Sie eine Handvoll Sandelholz in gut einer Tasse Wasser etwa 15 Minuten kochen. Sieben Sie das Ganze anschließend durch, und verfahren Sie dann in bekannter Weise. Zum Färben der Haare kommen wir später noch. Dieses Shampoo ist noch nicht einmal eine Tönung, aber es unterstützt merklich die natürliche oder künstliche Haarfarbe.

Herstellung wie beschrieben. Lassen Sie die Kornblumen eine halbe Stunde ziehen. Verarbeiten Sie dann alle Zutaten in gewohnter Weise. Das Haar wird sanft gepflegt und bekommt gleichzeitig einen minimalen bläulichen Schimmer. Besonders schön ist der intensive Glanz, der durch die Anwendung entsteht.

Nun kennen Sie einige Rezepte, die Ihr Haar pflegen und sein Wachstum unterstützen. Sie sehen, daß hinter der Herstellung ein einfaches Prinzip steht. Es ist ganz Ihnen überlassen, das Grundrezept in der gleichen Art nach Lust und Laune abzuwandeln. Sie können mehrere Zutaten kombinieren oder andere Kräuter verwenden. Statt des schlichten Alkohols Vanilletinktur zu benutzen, ist wegen des tollen Geruchs bei jedem Rezept eine schöne Alternative. Daß Sie sich allerdings immer mit den Rohstoffen beschäftigen sollten, die Sie nutzen möchten, versteht sich von selbst.

Eine ganz besondere, allerdings auch äußerst gewöhnungsbedürftige Möglichkeit, die Haare zu waschen, möchte ich Ihnen nicht vorenthalten. Es handelt sich dabei um die Anwendung von *Lavaerde*. Sie reguliert die Talgproduktion optimal. Fettiges Haar wird sozusagen sanft entfettet. Trockenes Haar dagegen wird mit Nährstoffen versorgt und wieder geschmeidig. Ein weiterer Vorteil: Wenn Sie normale Lavaerde kaufen, können Sie diese auch zur Reinigung des ganzen Körpers verwenden. Gerade Aknehaut spricht darauf gut an. Schütten Sie einfach ein wenig Lavaerde in eine Schüssel. Gießen Sie unter Rühren lauwarmes Wasser zu, bis Sie eine cremige Paste erhalten. Diese tragen Sie auf Haar und vor allem Kopfhaut auf und massieren sie gut ein. Nach ein bis zwei Minuten spülen Sie die Haare sehr gründlich aus.

Kaufprodukte – für Sie getestet

Wie versprochen stelle ich Ihnen jetzt Fertigprodukte vor, deren Qualität getestet wurde und die man getrost als Naturkosmetik bezeichnen kann.

Brennessel-Shampoo, Blauer Planet
Salbei-Shampoo, Blauer Planet
Wiesenkräuter-Duschshampoo, Blauer Planet
Anti-Schuppen-Shampoo, Colimex
Balsamshampoo, Colimex

TOL Brennessel-Shampoo, Miss Flip
TOL Kamillen-Shampoo, Miss Flip
TOL Rosmarin-Shampoo, Miss Flip
TOL Wacholder-/Teer-Shampoo, Miss Flip
Hagina Kräuter-Shampoo, Miss Flip
Brennessel-Shampoo, B & W Naturpflege
Ringelblumen-Shampoo, B & W Naturpflege
Rosmarin-Shampoo, B & W Naturpflege
Henna-Shampoo, B & W Naturpflege
Kräuter-Shampoo, B & W Naturpflege
Weizenkeim-Shampoo, B & W Naturpflege
Shampoo Jojoba, B & W Naturpflege
Lavaerde Waschpaste, B & W Naturpflege
Phyto Actif mit Hafermilch-Extrakt, Yves Rocher
Phyto Actif mit Weizenkeim-Extrakt, Yves Rocher
Phyto Actif mit Soja-Extrakt, Yves Rocher
Phyto Reflet Kastanie, Yves Rocher
Phyto Reflet Kamille, Yves Rocher
Henna-Shampoo neutral, Spinnrad
Henna-Shampoo rot, Spinnrad
Mildes Haarshampoo, Spinnrad
Shampoo mit Salz aus dem Toten Meer, Spinnrad
Zinnkraut-Shampoo, Maienfelser Naturkosmetik
Kamillen-Shampoo, The Body Shop
Kokosöl-Shampoo, The Body Shop
Henna-Cremeshampoo, The Body Shop
Grapefruit-Shampoo, The Body Shop
Seetang-Birken-Shampoo, The Body Shop
Shampooing aux Algues, Laboratoire Physio Esthétique
Shampooing au Monoi, Laboratoire Physio Esthétique
Shampooing au Ghassoul, Laboratoire Physio Esthétique

Spülungen

Mit einer Spülung behandeln Sie Ihr Haar vor der Wäsche. Sie bringen damit Pflegestoffe hinein, waschen aber jedes Zuviel wieder heraus. Im Gegensatz zur sauren Spülung, die nach der Reinigung gemacht wird, gießt man die Rezepturen, die ich Ihnen in diesem Kapitel vorstelle, nicht einfach über den Kopf. Vielmehr verteilt man sie vorsichtig auf den Haaren, besonders in den Spitzen. Durch sanftes Kneten sollen die Wirkstoffe möglichst tief in das Haar eindringen. Im Grunde können Sie die Aufgüsse, die Sie aus den Shampoo-Rezepten kennengelernt haben, verwenden. Ich rate Ihnen dann nur, diese mindestens eine halbe Stunde oder sogar länger ziehen zu lassen. So intensivieren Sie die Wirkung. Außerdem können Sie nach dem Einkneten ein Handtuch um Kopf und Haare schlingen. Lassen Sie die Spülung 15 Minuten einziehen. Danach waschen Sie das Haar wie gewohnt. Übrigens wird die Spülung immer in nasses Haar gegeben. Es reicht, wenn Sie den Schopf mit klarem Wasser durchfeuchten. Nur wenn er besonders dreckig ist, sollten Sie ihn schon vor der Spülung einmal waschen.

Kamillen-Spülung

2 EL Kamillenblüten, $^1/_2$ l Wasser

Übergießen Sie die Kamillenblüten mit dem kochenden Wasser, und lassen Sie sie mindestens 10 Minuten ziehen. Wie bereits erwähnt sollten Sie den Aufguß lieber länger stehen lassen, damit die Blüten ihre ganze Kraft abgeben können. Seihen Sie die Flüssigkeit gründlich ab, und lassen Sie sie abkühlen. Wenn die Spülung nur noch lauwarm ist, kann sie verwendet werden. Sie können sie aber auch schon lange vor dem Haarewaschen zubereiten und dann kalt benutzen. Für blonde Haare ist dieses Rezept besonders gut geeignet.

Tee-Spülung
2 Tassen schwarzer Tee

Bereiten Sie den schwarzen Tee so zu, als wollten Sie ihn trinken. Lassen Sie ihn allerdings mindestens 15 Minuten ziehen. Dann verfahren Sie wie eben beschrieben. Dieses Rezept ist sozusagen das Gegenstück zur Kamillen-Spülung für helle Haare. Es gibt nämlich schwarzen Haaren einen besonders schönen Glanz und intensiviert die Farbe.

Birkenblätter-Spülung
2 EL Birkenblätter, $^1/_2$ l Wasser

Herstellung wie beschrieben. Dieses Rezept ist ein wahrer Gesundbrunnen für Haar und Kopfhaut. Sie können damit Haarausfall entgegenwirken, solange er nicht durch eine Krankheit oder erblich bedingt ist. Außerdem ist die Spülung gut gegen Schuppen und kräftigt generell den Schopf. Achtung: Sollten Sie sehr helle Haare haben, wäre es besser, auf die Benutzung des Birkenblätteraufgusses zu verzichten. Es könnte nämlich sein, daß sich dadurch eine leicht grünliche Färbung zeigt. Probieren Sie die Wirkung im Zweifelsfall an einer kleinen Strähne aus.

Efeu-Lindenblüten-Spülung

2 EL Efeublätter, 2 EL Lindenblüten, $^1/_2$ l Wasser

Herstellung wie beschrieben. Die Mischung von Lindenblüten und Efeublättern ist eine wirklich gute Maßnahme im Kampf gegen Schuppen. Auch für stark fettendes Haar ist das Rezept sehr gut geeignet.

Thymian-Spülung

2 EL Thymian, $^1/_2$ l Wasser

Herstellung wie beschrieben. Macht das Haar glänzend und schützt es davor, zu sehr auszutrocknen.

Rosmarin-Spülung

2 EL Rosmarin, $^1/_2$ l Wasser

Herstellung wie beschrieben. Rosmarin fördert die Durchblutung. Deshalb wird ihm nachgesagt, daß es auch dem Wachstum auf die Sprünge helfen kann. Meiner Meinung nach kann eine Rosmarin-Spülung dem Haar nicht schaden, ganz im Gegenteil. Von Haarwuchsmitteln halte ich allerdings generell nichts, obwohl natürlich, wie schon erklärt, eine schlecht funktionierende Durchblutung für mangelnde Versorgung der Haare mit Nährstoffen und damit auch für gebremstes Wachstum sorgt.

> ### Kräuter-Spülung
>
> 1 EL Thymian, 1 EL Zinnkraut, 1 EL Salbeiblätter,
> $^1/_2$ l Wasser

Herstellung wie beschrieben. Die Kräutermischung eignet sich gut für fettiges Haar.

Selbstverständlich können Sie alle Spülungen auch nach der Haarwäsche verwenden. Die Wirkstoffe bleiben dann erhalten. Für den Fall empfehle ich Ihnen jedoch, einen TL Essig oder eine EL Zitronensaft hinzuzufügen. Und noch ein Tip für eine sehr einfache, aber durchaus nährstoffhaltige Spülung: Verwenden Sie einfach frische Voll- oder Buttermilch. Das Haar wird davon angenehm weich und geschmeidig. Dieses Rezept eignet sich ausschließlich für die Vorbehandlung der Haare, sollte also nie nach der Wäsche angewendet werden.

Kaufprodukte – für Sie getestet

Pflegespülung für feines Haar, The Body Shop
Paranuß-Pflegespülung, The Body Shop
Protein-Cremespülung, The Body Shop
Cremespülung, Spinnrad
Intensiv-Spülung, Spinnrad
Weizenkeim-Spülung, B & W Naturpflege
Spülung Jojoba, B & W Naturpflege
Cremespülung mit Jojoba, Colimex

Packungen und Kuren

Vielleicht haben Sie schon davon gehört, daß man Haare auch „überpflegen" kann. Das stimmt. Wer es zu gut meint, kann schweres, pappiges Haar bekommen. Sollten Sie keinerlei Haarprobleme haben, reicht eine Packung pro Monat aus. Wer jedoch einen strapazierten Schopf hat, sollte ruhig nach jeder dritten Wäsche eine Intensivkur anwenden. Wechseln Sie ab und zu das Rezept. Der Spaß am Ausprobieren sorgt dafür, daß Sie konsequent den Rhythmus einhalten. Außerdem wird das Haar so mit mehreren unterschiedlichen Wirkstoffen versorgt. Nur gesundes Haar ist schön. Zugegeben: Meistens reicht die Zeit höchstens für eine Spülung. Alles andere empfinden wir oft als lästig. Schließlich muß die entsprechende Packung zunächst zubereitet und dann sorgfältig aufgetragen werden. Hinzu kommt die Einwirkzeit und das anschließende gründliche Ausspülen. Alles in allem müssen Sie mit 20 bis 25 Minuten rechnen.

Meiner Meinung nach ist selbst eine halbe Stunde pro Woche nicht zuviel, um dem Kopfschmuck Extra-Pflege zukommen zu lassen. Im Gegenteil. Ich halte es sogar für sehr wichtig, daß man sich einmal wöchentlich Zeit für sich selbst nimmt, eine Phase, in der man für niemanden erreichbar ist, sich nicht um Sorgen oder Probleme der Mitmenschen oder um irgendwelche Arbeiten kümmern muß. Glauben Sie mir, nur wer selbst immer wieder Kraft schöpft, kann auch dauerhaft für andere da sein. Es ist also überhaupt nicht egoistisch, sich ganz regelmäßig für eine gewisse Zeit im Bad „einzusperren" mit dem Hinweis, daß man nicht gestört werden möchte. Wer das tut, verwöhnt Körper und Geist gleichermaßen und sorgt damit für einen Doppel-Effekt. Bin ich zufrieden und entspannt, sehe ich besser aus. Sehe ich gut aus, bin ich zufriedener und kann mich leichter entspannen. Gönnen Sie sich deshalb solche Stunden, in denen Sie mit einer Haarpackung auf dem Kopf im Sessel sitzen und lesen oder einfach nur träumen. Sie werden sehen, wenn Sie sich erst daran gewöhnt haben, wenigstens für ein paar Minuten nur auf Ihre eigenen Bedürfnisse Rücksicht zu nehmen, werden Sie das nicht mehr missen wollen. Ihre Pflege-Stunden werden Ihnen förmlich heilig werden.

Nun aber zu den Rezepten für Intensivkuren. Für alle gilt, daß Sie sie mindestens 15 Minuten einwirken lassen sollten. Am besten ist es, wenn Sie ein Handtuch um die Haarpracht wickeln oder eine Plastikhaube aufsetzen. So halten Sie den Kopf warm und vermeiden, daß Sie unangenehm zu frösteln beginnen. Außerdem entwickeln die Wirkstoffe in der Wärme ihre ganze Kraft noch besser. Die Haare können diese dann auch leichter aufnehmen. Bei den meisten Packungen ist die Anwendung für das gesamte Haar gedacht. Die Spitzen sollten immer besonders stark eingerieben werden. Es gibt allerdings Ausnahmen, bei denen die Spitzen gar nichts abkriegen sollen oder nur die Kopfhaut bearbeitet wird. Darauf werde ich Sie selbstverständlich beim jeweiligen Rezept hinweisen.

Um die Präparate gleichmäßig und gründlich im Haar zu verteilen, gibt es mehrere Möglichkeiten. Sie können einen dicken Pinsel nehmen und damit das Produkt vom Ansatz zu den Haarenden streichen. Wenn Sie diese Methode bevorzugen, sollten Sie zunächst alle Haare auf eine Seite kämmen. Lassen Sie nur eine dünne Schicht zurück, die Sie als erstes einstreichen. Dann nehmen Sie partienweise die Haare auf die andere Seite, während Sie sich Schicht für Schicht durcharbeiten. Das Verfahren geht erfahrungsgemäß recht schnell, eignet sich jedoch weniger für den Hinterkopf.

Für die zweite Methode teilen Sie rundherum die oberen Haarschichten ab, so daß nur die untersten Strähnen zurückbleiben. Stecken Sie das abgeteilte Haar auf dem Kopf fest.

Nehmen Sie nun ein wenig des Pflegeprodukts auf die Fingerspitzen, und reiben Sie damit Strähne für Strähne der verbleibenden Haare ein. Lassen Sie dazu die jeweilige Partie vom Ansatz zur Spitze abwechselnd durch beide Hände gleiten. Sie werden ein Gefühl dafür entwickeln, welche Menge der Packung Sie brauchen. Falls Sie denken, daß an den Haarspitzen nicht viel ankommt, nehmen Sie zwischendurch ruhig etwas nach. So können Sie in mehreren Etappen den gesamten Schopf behandeln. Bei extrem kurzen Haaren, die meistens nicht sehr viel zusätzliche Pflege brauchen, weil sie ja noch sehr jung und unbelastet sind, ist das Auftragen mit dem Pinsel natürlich die einfachere Lösung.

Wenn die Wirkstoffe 15 Minuten Zeit hatten, vom Haar aufgenommen zu werden, spülen Sie sie unter fließendem Wasser gründlich aus. Achten Sie darauf, daß keine Rückstände im Haar bleiben. Danach können Sie sich frisieren, wie Sie es gewohnt sind. Übrigens schadet es nicht, wenn Sie eine Kur länger einwirken lassen. Ich habe sogar schon mit einer Haarpackung geschlafen und das Haar am nächsten Morgen ganz normal gewaschen. Dafür eignen sich naturgemäß nicht alle Produkte, für die ich Ihnen gleich die Rezepte liefern werde. Wer hat schließlich schon gerne Sahne im Bett oder angetrocknetes Eigelb auf dem Kopf?

Sahne-Kur

3 EL Sahne, 1 TL Distelöl, 1 TL Zitronensaft

Alle Zutaten mischen und ins Haar einmassieren. Anschließend mit warmem Wasser gut ausspülen. Das Rezept eignet sich hervorragend für stark belastetes Haar.

Ei-Öl-Kur

1 – 2 Eigelb, 1 EL Olivenöl

Rühren Sie das Eigelb mit dem Öl glatt, und streichen Sie es auf die Haarlängen und Spitzen. Für eine lange Mähne benötigen Sie zwei Eigelb. Möglichst eine halbe Stunde einwirken lassen. Trockenes Haar wird dadurch wieder geschmeidig.

Thymian-Ei-Kur

20 ml Thymianaufguß, 1 – 2 Eigelb

Mischen Sie beide Zutaten miteinander, und verfahren Sie in gewohnter Weise. Strapazierte Haare bekommen mit dieser Packung neue Vitalität. Bei längeren Haaren können Sie ruhig etwas mehr vom Aufguß verwenden.

Zitronenkur

1 Zitrone

Pressen Sie die Zitrone aus, und geben Sie den Saft durch ein Sieb. Dann verteilen Sie ihn gleichmäßig auf der Kopfhaut. Wie bei jeder anderen Kur spülen Sie nach etwa 15 Minuten lauwarm nach. Wer zu fettigem Haar neigt, sollte einmal monatlich dieses Rezept anwenden.

Lavaerde-Kur

3 – 4 EL Lavaerde

Rühren Sie die Erde mit warmem Wasser zu einem glatten Brei, den Sie einige Minuten quellen lassen. Verstreichen Sie die Masse dann großzügig auf Haar und Kopfhaut. Anschließend wie gewohnt abspülen. Diese Mischung eignet sich für jeden Haartyp. Die Talgproduktion wird reguliert, so daß sowohl trockene als auch fettige Haare die richtige Behandlung erfahren. Gleichzeitig nehmen die Poren wichtige Mineralien und andere Stoffe auf.

Bier-Ei-Kur

20 ml Bier, 1 – 2 Eigelb

Zutaten mischen und im Haar verteilen. Langes Haar braucht zwei Eigelb. Nehmen Sie gegebenenfalls auch etwas mehr Bier. Die Rezeptur bietet sich an, um dünnem Haar neue Kraft zu geben.

Kamillen-Öl-Kur

20 ml Mandelöl, 20 ml Kamillenaufguß, 1 EL Honig

Kochen Sie Kamillentee, und lassen Sie diesen abkühlen. Solange er noch warm ist, rühren Sie den Honig unter, bis er sich ganz aufgelöst hat. Gießen Sie das Mandelöl dazu, und verrühren Sie alles kräftig. Tragen Sie die Mixtur schnell auf das Haar auf. Falls Aufguß und Öl sich nicht gut genug mischen, können Sie etwas Milch hinzugeben. Ersatzweise können Sie auch ein Eigelb unterheben. Lassen Sie die Packung möglichst lange einwirken, und spülen Sie sie anschließend gründlich aus. Danach rate ich Ihnen, das Haar noch einmal zu waschen, da sonst leicht Honig- und Ölreste zurückbleiben können. Ihr Haar bekommt von dieser Kur Glanz und Halt.

Avocado-Öl-Kur

1 Avocado, 2 EL Olivenöl

Pürieren Sie das Fruchtfleisch der Avocado im Mixer, oder zerdrücken Sie es mit der Gabel. Gießen Sie das Öl hinzu, und rühren Sie beides zu einer streichfähigen Masse. Auftragen, einwirken lassen und wie gewohnt ausspülen.

Avocado-Ei-Kur

1 Avocado, 1 Eigelb, 1 TL Jojobaöl

Bereiten Sie die Avocado wie im vorigen Rezept vor. Verquirlen Sie dann alle drei Zutaten. Avocado versorgt müdes Haar mit Nährstoffen und Feuchtigkeit.

Henna-Kur

1 Eigelb, 1 TL neutrales Henna, 20 ml Bier

Alle Zutaten werden miteinander zu einem Brei verrührt. Anwendung wie beschrieben. Waschen Sie das Haar nach einer möglichst langen Einwirkzeit gründlich aus. Achten Sie darauf, daß Sie wirklich farbloses Henna bekommen.

Kaufprodukte – für Sie getestet

Feuchtigkeits-Haarmaske, Yves Rocher
Bananen-Haarkur, The Body Shop
Henna-Haarkur, The Body Shop
Klettenwurzel-Haarkur, B & W Naturpflege
Lavaerde pur, B & W Naturpflege
Zitronen-Haarkur, B & W Naturpflege
Kräuter-Haarkur, B & W Naturpflege
Rosmarin-Haarkur, B & W Naturpflege
Kur Jojoba, B & W Naturpflege
Spezialkur für beanspruchtes Haar, Spinnrad
Haarspitzenfluid, Colimex
Intensiv-Haarkur mit Jojobaöl, Colimex

Formen und Farben

Styling

Die gute Verfassung allein macht die natürliche Kopfbedeckung noch lange nicht zum Schmuck. Dazu gehört die richtige Behandlung. Gut Frisieren will gelernt sein. Ein Buch ist
als Lehrer sicher nicht geeignet. Trotzdem möchte ich Ihnen
ein paar Tips geben, die Sie beim Formen Ihrer Haare beachten
sollten. Das richtige Handwerkszeug spielt dabei eine große
Rolle. Lesen Sie, worauf es bei Kamm und Bürste ankommt.

Worauf Sie beim Kauf von Kamm und Bürste achten sollten

Gutes muß nicht teuer sein. Sie müssen auch nicht edle Mate-
rialien und Handarbeit den maschinell gefertigten Kautschuk-
produkten vorziehen. Viel wichtiger ist, daß Sie sich genau
überlegen, was Sie mit dem jeweiligen Kamm anfangen wollen. Brauchen Sie ihn zum Toupieren? Haben Sie lange dicke
Locken oder einen kurzen Struwwelkopf? Generell sollten
Sie immer auf die Verarbeitung achten. Die Zinken müssen
an der Spitze abgerundet sein. Am besten ist es, wenn die einzelnen Zähne keine Naht haben. Falls eine vorhanden ist,
sollten Sie prüfen, ob diese scharfkantig ist. Überhaupt darf
nichts Scharfes oder Spitzes an einem Kamm sein. Das Material muß nach der Herstellung unbedingt poliert worden sein.
Sonst besteht die Gefahr, daß die Haare der Länge nach auf-
gerissen oder sonstwie verletzt werden.

Engzinkige Kämme werden Sie in meinem Haushalt nicht finden. Sie werden ausschließlich zum Toupieren benötigt, was für das Haar eine Tortur ist. Meiner Meinung nach sollte man darauf nach Möglichkeit verzichten. Zum normalen Kämmen eignen sich grobzinkige Ausführungen sehr viel besser. Übrigens, je krauser das Haar, desto breiter sollten die Zinken auseinander stehen. Wenn Ihre Haare häufig aufgeladen sind und fliegen, rate ich Ihnen zur Benutzung antistatischer metallener Kämme. Auch solche aus Büffelhorn sind empfehlenswert. Ein ebenfalls gut geeignetes Material ist Holz. Prüfen Sie jedoch vor dem Kauf genau, ob alle Kanten sorgfältig glatt gefeilt wurden.

Auf den ersten Blick könnte man sagen, daß auch hier edles Material nicht ausschlaggebend ist. Für den Griff einer Bürste stimmt das. Die Borsten dagegen unterscheiden sich recht stark. Und hier kommt leider auch der Preis ins Spiel. Für feine geschmeidige Borsten, die Ihr Haar schonen, müssen Sie tiefer in die Tasche greifen. Ähnlich wie bei den Kämmen sollten Sie auch hier darauf achten, daß Sie keine „Kratzbürste" erwerben. Plastikborsten müssen rundherum glatt und am Ende stumpf sein. Einige haben sogar kleine Noppen, die scharfe Spitzen unschädlich machen. Bei Metallbürsten müssen Sie auf jeden Fall darauf achten, daß die Borsten mit Noppen versehen sind. Sie verletzen sonst Ihr Haar und womöglich auch die Kopfhaut.

Ansonsten spielt bei der Auswahl wieder vor allem der Anwendungszweck eine Rolle. Zum Fönen bieten sich spezielle Skelettbürsten an, deren Rücken luftdurchlässig ist. Zum Formen einer Frisur kommen Halbrund- oder Rundbürsten in Frage. Achten Sie bei allen Ausführungen darauf, daß die Borsten nicht zu dicht zusammen stehen. Flache Exemplare gibt es mit Gummikissen, auf denen die Borsten angeordnet sind. Das ist besonders bei harten Borsten, wie zum Beispiel metallenen, extrem wichtig. Sie federn selbst bei starkem Druck durch das Polster leicht zurück und zerkratzen nicht die Kopfhaut.

Was es sonst noch gibt

Kaum jemand kommt heutzutage noch mit Kamm und Bürste aus. Ein Fön gehört mindestens in den heimischen Frisiersalon. Die Auswahl an elektrischen Haartrocknern ist groß. Inzwischen kann man nicht nur zwischen verschiedenen Wärmestufen wählen, sondern hat meistens eine Kaltstufe dabei. Und auch die Kraft, mit der die Luft durch die Haare pustet, kann an den meisten Geräten eingestellt werden. Der Empfindlichkeit des Materials Haar wird also Rechnung getragen. Die schonendste Möglichkeit, die Haarpracht zu trocknen, ist aber immer noch Geduld. Doch nicht immer reicht die Zeit, um den Schopf einfach an der Luft trocknen zu lassen. Sogenannte Diffuser-Aufsätze, die auf den Fön gesteckt werden, sollen den gleichen Effekt simulieren. Die Luft wird durch viele kleine Löcher gepreßt und kommt ganz sanft beim Haar an.

Ein weiterer elektrischer Helfer ist der Lockenstab. Einzelne Strähnen werden damit aufgewickelt und aufgeheizt. Nach einer möglichst langen Phase des Auskühlens geht man nur mit den Fingern oder einem grobzinkigen Kamm durch die Lockenpracht. Für besondere Anlässe kann man auf diese Weise hübsche Frisuren zaubern. Von der häufigen Benutzung ist jedoch abzuraten, da die starke Hitze des Lockenstabs direkt auf die Haare einwirkt und eine große Belastung darstellt. Angegriffene Haare sollten möglichst nicht mit diesem Hilfsmittel bearbeitet werden.

Das gleiche gilt für aufheizbare Wickler. Sie werden ins trockene Haar, das vorher mit Spray behandelt wurde, eingedreht. Praktisch ist, daß die einzelnen Wickler nicht festgesteckt werden müssen. Sie sind so konstruiert, daß sie von alleine halten. Doch auch bei der Verwendung dieser eigentlich tollen Helfer werden die Haare arg strapaziert. Deshalb bitte nur ganz selten verwenden! Es gibt schließlich noch mehr Möglichkeiten, dem glatten Schopf fröhliche Wellen zu geben.

Ein Beispiel sind spezielle Reiter. Sie benötigen keine Hitze, sind aber nicht ganz einfach in der Benutzung. Sie müssen sich nämlich jede Welle mit den Händen formen und den Reiter dann oben aufstecken. Das funktioniert natürlich nur, wenn das Haar naß ist. Am besten sollte zusätzlich ein Festiger verwendet werden. Lassen Sie die Pracht trocknen. Nehmen Sie die Reiter ab, und fixieren Sie die Frisur mit Haarspray. Sollten Sie nach dem Abnehmen der Reiter das Ganze zu steif finden, können Sie leicht mit den Fingern oder einem sehr groben Kamm durchgehen. Auf jeden Fall müssen Sie das Kunstwerk sehr vorsichtig behandeln, damit es hält.

Im Zweifelsfall können Sie natürlich auch auf die guten alten Lockenwickler oder die etwas modernere Variante, die Papilloten, zurückgreifen. Etwas Übung gehört allerdings dazu, um Strähne für Strähne sorgfältig aufzudrehen. Generell sollten Sie vor dem Aufwickeln immer Festiger im Haar verteilen, damit's hinterher länger hält. Kleine Wickler ergeben logischerweise auch feine Löckchen, große machen große Wellen.

Wer sehr große Wickler nimmt, bekommt keine Locken, sondern lediglich mehr Volumen ins Haar. Das können Sie aber auch einfacher erreichen. Fönen Sie die Haare kopfüber an, oder bürsten Sie während des Trockenfönens alle Haare von rechts nach links und umgekehrt. Zwischendurch können Sie immer wieder ein wenig Haarspray oder -lack auf die Bürste geben. Reinigen Sie diese nach Gebrauch gründlich.

Für eine weitere Technik, mit der man schnell Locken formen kann, brauchen Sie nichts weiter als Haarnadeln. Teilen Sie die mit Festiger behandelten Strähnen ab, drehen Sie sie in sich und wickeln Sie diese dann auf einem Finger auf. Halten Sie die entstandene Schnecke mit einer Hand fest und ziehen Sie vorsichtig den Finger raus. Die Strähne wird einfach mit einer Haarnadel festgesteckt. Wenn Sie fertig sind, lassen Sie den Schopf gut durchtrocknen. Am besten fönen Sie kurz mit niedriger Temperatur. Testen Sie den Halt vorsichtig an einer Strähne. Nehmen Sie dann alle Nadeln raus, und formen Sie die Frisur nach Wunsch.

Wenn Sie glatte Haare haben, dachten Sie beim Lesen der letzten Zeilen möglicherweise daran, die eine oder andere Technik einmal auszuprobieren. Haben Sie aber Naturwellen, brauchen Sie sich um diese Dinge nicht zu kümmern. Aber vielleicht sind Sie gar nicht glücklich über Locken und Kringel? Leider wünschen sich Menschen mit Naturkrause häufig ganz glattes Haar. Man will eben meistens das haben, was man nicht hat. Eine spezielle Presse hilft bei dem Problem. Das Haar wird mit viel Festiger behandelt und vorgetrocknet. Dann wird es partienweise zwischen die beiden Wärmeflächen der Zange gelegt, gepreßt und glattgezogen. Am Ende der Prozedur muß mit einer Menge Haarspray für den Halt gesorgt werden. Meiner Meinung nach sollte man von der Verwendung dieses Verfahrens absehen. Es belastet die Haare durch Festiger, Spray und vor allem Hitze und Reibung.

Die Haare zu frisieren, muß nicht immer heißen, daß man Locken legt oder glättet. Oft will man nur, daß die Mähne im Ansatz Stand und Halt bekommt, daß eine Strähne neckisch ins Gesicht hängt oder der Pony fransig aussieht. Wir brauchen also keine weiteren Hilfsmittel, sondern lediglich Festiger oder Haarspray. Wer häufig solche Produkte benutzt, belastet sein Haar damit. Gerade von der Verwendung von viel

73

Haarspray rate ich eigentlich ab. Zumindest sollte man sich diesbezüglich stark einschränken. Ich habe die Erfahrung gemacht, daß einige Sorten sich so hartnäckig ablagern, daß man selbst nach der Wäsche noch sichtbare Rückstände auf der Kopfhaut findet.

Auch Festiger sind teilweise aggressiv. Sie können Haut und Augen reizen. Hinzu kommt, daß die von der Werbung angepriesenen Hilfsmittel dem Haar nicht nur sanften Halt geben, sondern es teilweise verkleben oder extrem hart machen. Stellen Sie sich daher um, und verwenden Sie in Zukunft selbstgemachte Präparate. Die sind vielleicht nicht ganz so zuverlässig; die eine oder andere Strähne löst sich möglicherweise früher, dafür aber tun sie dem Haar gut. Und die Herstellung ist viel einfacher, als Sie vielleicht denken.

Einen Festiger – nämlich Bier – können Sie sogar in seiner ursprünglichen Form verwenden und brauchen weder zu mixen noch zu rühren. Eine Spülung mit gewöhnlichem Bier kräftigt die Haare und gibt ihnen natürlichen Halt. Scheuen Sie sich nicht, es einmal auszuprobieren. Der Geruch verschwindet spätestens beim Trocknen. Sie werden feststellen, daß die Haare nach dieser Behandlung glänzen. Auch fliegendes Haar ist damit wunderbar zu bändigen. Hier kommen weitere Rezepte, die Ihnen das Frisieren erleichtern werden und das Haar gleichzeitig pflegen.

Selbstgemachte Festiger

Zucker-Festiger

$1^1/_2$ TL Zucker, 1 Tasse Wasser, 1 Spritzer Essig

Erhitzen Sie das Wasser, und lösen Sie den Zucker darin auf.

Geben Sie einen Spritzer Haushaltsessig dazu. Verteilen Sie die Mischung im handtuchtrockenen Haar. Anschließend trocknen und wie gewohnt frisieren.

Honig-Festiger
1 knapper TL Honig, 1 Tasse Wasser, 1 Spritzer Essig

Die Herstellung ist im Grunde die gleiche wie beim Zucker-Festiger. Lösen Sie den Honig im erhitzten Wasser auf, und fügen Sie anschließend den Spritzer Essig hinzu. Auch wenn man vermutet, daß Honig klebrig sein muß, ist dies nicht der Fall. Allerdings sollten Sie sparsam damit umgehen. Nehmen Sie lieber nur einen halben Teelöffel, und rühren Sie einen Schluck Bier mit unter.

Kamillen-Festiger
$1/2$ EL Kamillenblüten, 1 Tasse Wasser, etwas Zucker oder Honig

---

Kochen Sie eine Tasse Kamillentee, und verfahren Sie dann wie bei den beiden vorigen Rezepten. Kamille beruhigt die gereizte Kopfhaut und gibt blondem Haar herrlichen Glanz.

Zitronen-Festiger
1 Zitrone, 1 Tasse Wasser, etwas Bier

Auch dieses Rezept eignet sich besonders für blondes Haar. Pressen Sie die Zitrone aus, und gießen Sie den Saft durch ein feines Sieb. Mischen Sie ihn dann mit dem Wasser und einem Schluck Bier. Zitrone festigt das Haar. Diese Wirkung wird vom Bier unterstützt. Wenn Sie blondes Haar bewußt aufhellen möchten, sollten Sie die Zitronenschale im Wasser eine halbe Stunde köcheln lassen. Dann mischen Sie Zitronensaft und Bier wie gehabt unter, lassen alles abkühlen und verteilen es dann im Haar. Wer sehr trockenes Haar hat, sollte darauf verzichten, da Zitrone diesen Zustand noch verstärken würde.

Schwarzer-Tee-Festiger

1 Tasse schwarzer Tee, 1 knapper TL Honig oder $1^1/_2$ TL Zucker, 1 Spritzer Essig

---

Kochen Sie eine Tasse schwarzen Tee, und rühren Sie den Honig oder Zucker hinein. Wenn die Mischung etwas abgekühlt ist, fügen Sie den Spritzer Essig hinzu. Dieser Festiger schenkt dunklem Haar Glanz und kräftigt die Farbe.

Neutraler Festiger

300 ml destilliertes Wasser, 1 Messerspitze Agar-Agar

Erwärmen Sie das Wasser, und lösen Sie das Agar-Agar-Pulver darin auf. Füllen Sie die Mischung in eine Flasche, und schütteln Sie sie gut durch. Wenn Sie mögen, können Sie dem Festiger zwei Tropfen eines Duftöls zugeben.

> ### *Eiweiß-Festiger*
> 1 Eiweiß, 1 Spritzer Essig

Verrühren Sie Eiweiß und Essig miteinander, und verteilen Sie die Mixtur nach dem Waschen im handtuchtrockenen Haar. Eiweiß gibt sehr starken Halt, sollte aber nach einem Tag auf jeden Fall herausgewaschen werden.

Frisuren

Die natürlichste Art, halblange oder gar lange Haare in Form zu bringen, ist das Binden von Zöpfen oder das Hochstecken der Mähne. Außer einem Band braucht man meistens keine Hilfsmittel. Auch auf Festiger und Spray kann meistens verzichtet werden. Allerdings gehört ein wenig Geduld dazu, denn beim ersten Anlauf sieht die Wunschfrisur oft nicht so aus, wie man sie sich vorgestellt hat. Geben Sie nicht gleich auf. Üben Sie, wenn Sie Zeit haben. Wer hektisch vor einer großen Einladung mit dem Ausprobieren beginnt, sorgt dafür, daß der Frust vorprogrammiert ist. Beginnen Sie statt dessen lieber am Wochenende oder an einem freien Tag, wenn Sie Zeit und vor allem Lust dazu haben. Sie werden sehen, nach einigen Versuchen kriegen Sie schöne, vorzeigbare Frisuren hin.

Bauernzopf
Der Bauernzopf ist auch als Mozartzopf bekannt. Bürsten Sie das gesamte Haar gut durch. Teilen Sie am Oberkopf zunächst drei gleiche Strähnen ab. Streichen Sie die restlichen Haare mit der Hand glatt, oder kämmen Sie sie nochmals kurz durch. Sie vermeiden damit, daß einzelne Haare, die nicht zu den Strähnen gehören, mitgezogen werden

und sich verknoten. Sie beginnen mit einfachem Flechten. Legen Sie zunächst die rechte Strähne über die mittlere. Danach wird die linke über die jetzige mittlere Strähne gelegt. Bevor Sie erneut die rechte Partie über die Mitte bringen, fügen Sie ihr aus dem verbleibenden Haar eine neue Strähne zu. Anschließend ist wieder die linke Seite dran. Auch der fügen Sie eine kleine Strähne hinzu, bevor Sie flechten. Wenn Sie sich in dieser Weise über den ganzen Kopf abwärts gearbeitet haben, flechten Sie den Rest des Zopfs bis hinunter zur Spitze. Fixieren Sie ihn mit einem Gummi oder einem Band.

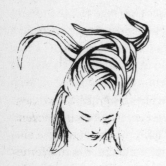 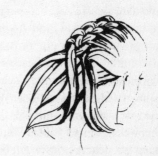

Französischer Zopf

Die Vorgehensweise entspricht etwa in der eben beschriebenen. Wieder teilen Sie von den gekämmten Haaren drei Strähnen am Oberkopf ab. Diesmal schieben Sie die rechte Strähne unter die mittlere. Ebenso legen Sie die linke anschließend unter die neu entstandene Mittelsträhne. Nehmen Sie nun wie beim Bauernzopf einige Haare zur rechten Partie hinzu, und schieben Sie diese erneut unter der Mitte hindurch. Das gleiche passiert auf der linken Seite. Setzen Sie die Technik fort, bis Sie unten am Haaransatz angekommen sind und keine Strähnen mehr zufügen können. Flechten Sie den Rest bis zur Spitze weiter, oder binden Sie die Haare kurz unter dem Ansatz zusammen und lassen das letzte Stück offen. Im Unterschied zum Bauernzopf ergibt sich bei dieser Variante ein dicker Zopf, der auf dem Haar zu liegen scheint.

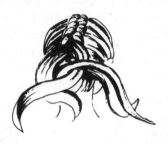

Ährenzopf

Wenn Sie diesen Zopf geflochten haben, werden Sie wissen, wie er zu seinem Namen gekommen ist. Es gibt verschiedene Techniken, ihn zu binden. Die folgende erscheint mir am einfachsten. Kämmen Sie alle Haare streng zu einem Pferdeschwanz, und binden Sie ihn am Kopf ab. Besprühen Sie ihn mit Wasser oder mit etwas Festiger, und teilen Sie ihn dann in zwei gleich große Partien. Nehmen Sie aus der linken Seite außen eine dünne Strähne. Legen Sie diese über die dicke Strähne, und führen Sie sie unter der rechten Seite durch. Danach wiederholen Sie die Prozedur auf der rechten Seite. Teilen Sie wieder außen eine dünne Partie ab, legen Sie sie über die rechts verbleibenden Haare, und führen Sie sie zum Schluß unter der linken Zopfhälfte hindurch. Schlagen Sie nun die jetzige linke dünne Strähne von außen über die linke Zopfhälfte, und führen Sie sie anschließend wieder unter der rechten Seite hindurch. Mit rechts machen Sie es genauso.

Diesen Vorgang wiederholen Sie einige Male. Wichtig dabei ist, daß die beiden dünnen Strähnen, mit denen Sie arbeiten, sich in der Mitte zwischendurch immer kreuzen. Wenn diese fast vollständig um die dicken Zopfhälften gewickelt sind, teilen Sie links außen eine neue dünne Strähne ab und verfahren damit in bekannter Weise. Auch rechts nehmen Sie eine neue Partie. Sie können die Haare auf ganzer Länge in dieser Weise flechten oder auch nur ein Stück und den Rest offen hängenlassen. Auf jeden Fall brauchen Sie ein Band oder ein Haargummi, das den Zopf unten zusammenhält. Der Ährenzopf sieht nur dann gut aus, wenn besonders sorgfältig gearbeitet wurde. Achten Sie darauf, daß die dünnen Strähnen eng gewickelt werden, so daß der Zopf wirklich gleichmäßig wird und keine „Löcher" bekommt.

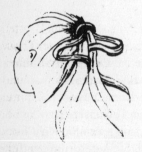 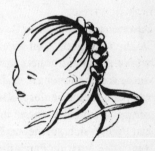

Natürlich gibt es noch eine ganze Reihe anderer Zöpfe. Lassen Sie sich inspirieren, und holen Sie sich aus möglichst vielen Quellen entsprechende Anleitungen. Dann wird Ihnen Ihr langes Haar niemals langweilig, und Sie können auf Dauerwellen und ähnliche Torturen verzichten. Übrigens kann man die Technik für Bauernzöpfe auch variieren, indem man seitlich um den Kopf herum einen Kranz bindet. Auch zwei einzelne Zöpfe sind möglich. Mit ein wenig Übung kann man aus den vorgestellten Techniken die tollsten Frisuren zaubern. Lassen Sie Ihrer Phantasie freien Lauf. Übrigens wird die Angelegenheit einfacher, wenn Sie mit einer Person üben können, die lange Haare hat. Die Techniken zu beherrschen ist eine Sache, sie dann aber am eigenen Kopf durchzuführen, ist eine ganz andere.

Das gilt auch für Steckfrisuren aller Art. Einige möchte ich Ihnen vorstellen. Es gibt schlichte und sehr festliche. Sie sollten also immer den Anlaß berücksichtigen, zu dem der Kopfschmuck schließlich passen soll. Bedenken Sie auch, daß die Gesichtsform eine Rolle spielt. Der erste Vorschlag ist beispielsweise nicht gut für das ovale Gesicht geeignet, da die Seiten schmal sind und sich das gesamte Haar auf dem Oberkopf türmt.

Einschlagfrisur

Dieser Frisurenklassiker ist auch als Banane bekannt. Bürsten Sie die Haare kopfüber zu einem dicken Zopf. Um der Frisur besseren Halt zu geben, können Sie die einzelnen Strähnen von unten antoupieren. Halten Sie alle Haarenden fest, und schieben Sie diese durch eine Unterlage. Dieses Hilfsmittel gibt es in verschiedenen Größen und Ausführungen. Am besten eignen sich solche aus Schaumstoff, der möglichst Ihrer Haarfarbe entsprechen sollte. Die Unterlagen sind ringförmig. Die Haare werden also durch die Öffnung in der Mitte gezogen und am besten über den Rand gelegt. Nun schlagen Sie Unterlage und Haare ein, bis Sie diese am Kopf feststecken können. Wer ein bißchen übt, kann eine Banane auch ohne Hilfsmittel hinkriegen. Beginnen Sie wie eben beschrieben. Schlagen Sie die Haarenden ein, und legen Sie sie dann vorsichtig Stück für Stück um, bis die ganze Rolle auf dem Kopf liegt. Diese wird mit Haarnadeln festgesteckt und mit etwas Spray fixiert.

Kordelzöpfe

Von vorn ist dieses Modell eher unauffällig. Wenn Sie sich umdrehen, präsentieren Sie jedoch ein kleines Kunstwerk. Beginnen Sie damit, einen tiefen Pferdeschwanz zu binden. Er sollte sehr stramm sein, was ich persönlich aber als unangenehm empfinde. Falls Sie Angst haben, daß sich kleine Seitensträhnen herausziehen könnten, rate ich Ihnen, den Kopf einmal kurz überzusprayen oder vorher reichlich Festiger ins Haar zu geben. Notfalls können Sie kleine Einzelpartien auch mit Nadeln feststecken.

Nehmen Sie nun aus dem Pferdeschwanz eine dünne Strähne, und drehen Sie diese in sich. Wenn sie sich wie eine Telefonschnur kringelt, können Sie die Partie am Kopf feststecken. Achten Sie darauf, daß die Haarnadeln, die Sie benutzen, möglichst schlicht sind, denn Sie brauchen eine ganze Menge davon. Teilen Sie eine weitere Strähne ab, und verfahren Sie damit in beschriebener Weise. Insgesamt sollten Sie 12 bis 15 Einzelsträhnen abteilen und entsprechend aufdrehen. Stecken Sie diese alle am Hinterkopf fest. Achten Sie dabei darauf, daß ein hübsches Bild entsteht.

Eine Variante dieser Frisur macht man folgendermaßen: Machen Sie einen hohen Pferdeschwanz. Teilen Sie diesen in vier einzelne Strähnen, die ziemlich gleichmäßig sein sollten. Jede Partie drehen Sie in sich, bis sie sich kringelt. Stecken Sie diese dann dicht am Ansatz des Pferdeschwanzes fest. Die Enden können Sie jeweils unter eine der Schnecken schieben, so daß sie verschwinden. Sie können die Haarspitzen aber auch betonen, indem Sie diese auseinanderziehen und mit Gel bearbeiten. Das sieht frech und witzig aus.

Gesteckte Lockenmähne

Drehen Sie für diese schicke Frisur alle Haare auf mittelgroße Wickler. Die einzelnen Locken schieben Sie zusammen und stecken sie am Kopf fest, bis alles gut ausgekühlt ist. Nachdem Sie die Wickler entfernt haben, kämmen Sie dann die ganze Mähne mit einem sehr groben Kamm kurz durch, und stecken Sie zunächst die Seiten locker hoch, so daß sich auf dem Oberkopf ein Wuschel ergibt. Zum Schluß schlagen Sie noch die Nackenhaare hoch und stecken diese ebenfalls fest. Wenn Sie lange glatte Haare haben und dann plötzlich mit dieser Frisur auftauchen, fällt das natürlich auf. Deshalb würde ich sie auch für besondere Anlässe aufheben.

Klassisch hochgesteckt
Diese Frisur wirkt recht streng und sorgt optisch für ein schmales Gesicht. Schlagen Sie den Pony über den Handrücken. Ziehen Sie die Hand vorsichtig raus, und stecken Sie den Pony in dieser Form fest. Bürsten Sie nun das rechte Seitenhaar ebenfalls hoch, schlagen Sie es wieder mit Hilfe des Handrückens ein, und stecken Sie es auf dem Oberkopf fest. Danach passiert das gleiche mit der linken Seite. Wenn Sie sehr langes Haar haben, hängen die Reste der Seitenpartien sowie das Nackenhaar nun gerade runter. Kämmen Sie alle verbleibenden Haare durch, und schlagen Sie diese zum Schluß ein. Statt auch diese Partie mit Nadeln festzustecken, können Sie große Klammern verwenden. Sie funktionieren wie Zangen und halten das Haar zwischen den beiden kammartigen Seiten fest. Ein Vorteil: solche Klammern gibt es mit hübschen Motiven. Sie sind ein schöner Hingucker.
Sehr schön und für den jeweiligen Anlaß leicht abzustimmen sind auch Accessoires, wie Bänder, Tücher oder Perlen. Machen Sie sich zum Beispiel einen einfachen Pferdeschwanz, und binden Sie am Ansatz zwei oder drei Leder- oder Stoffbänder fest. Teilen Sie den Zopf nun in drei gleiche Teile, und flechten Sie ihn. Die Bänder werden dabei einfach jeweils einer Strähne zugeordnet und mitgeflochten.

Auch beim Ährenzopf kann man schön mit Bändern arbeiten. Befestigen Sie wie eben erklärt zwei Bänder am Ansatz des Pferdeschwanzes. Diese müssen extrem lang sein. Die dreifache Länge des Pferdeschwanzes ist das absolute Minimum. Verfahren Sie wie in der entsprechenden Anleitung beschrieben. Das Zopfende können Sie fixieren, indem Sie beide Bänder mehrmals darum schlingen und schließlich zu einer Schleife binden.

Tücher eignen sich ebenfalls hervorragend, um schnell eine feierliche oder einfach nur abwechslungsreiche Frisur zu gestalten. Experimentieren Sie einfach mal damit.

Mit folgender Anleitung können Langhaarige einen verblüffenden Effekt erzielen. Sie können nämlich scheinbar kurze Haare tragen, ohne ein Stück davon abzuschneiden.

Kämmen Sie dazu alles Haar zurück, und legen Sie das Tuch oben auf den Kopf. Ziehen Sie beide Tuchenden unter dem Haar zusammen und legen Sie sie einmal über Kreuz. Führen Sie sie dann von außen um das lang hängende Haar herum, und binden Sie es locker wie zu einem Pferdeschwanz zusammen. Ziehen Sie dann alle Haare nach oben, so daß die Haarenden sich dem Tuch nähern. Jetzt führen Sie die Enden des Tuchs wieder unter das Haar und binden diese auf dem Kopf zusammen. Die entstehenden Zipfel können Sie entweder unter das Tuch schieben oder zu einer kleinen Schleife binden.

Wer komplizierte Frisuren scheut, kann mit Accessoires für den richtigen Pep sorgen. Stecken Sie zum Beispiel in eine einfache Steckfrisur Gräser und Ähren, wenn Sie zu einem Herbstfest geladen sind. Zur Eröffnung einer Kunstausstellung dürfen es ruhig mal Pinsel sein. Zur Weihnachtsfeier machen sich Zimtstangen und aufgespießte Anissterne besonders gut. Toller Nebeneffekt: Sie duften herrlich weihnachtlich. Ihrer Phantasie sind diesbezüglich keine Grenzen gesetzt. Ob Spaghetti zum italienischen Abend oder große Federn für den Opernbesuch, diese Hilfsmittel ersparen Ihnen die Benutzung von Chemikalien und lassen Sie immer wieder anders aussehen.

Als letztes seien Holzperlen erwähnt. Auch damit werden Ihnen vielleicht einige hübsche Variationen einfallen. Eine ganz einfache: Binden Sie die obere Haarpartie zu einem Pferdeschwanz zusammen. Ziehen Sie die Perlen dann auf einzelne Strähnen dieses Zopfs. Wenn Sie eine Strähne fertig haben, stecken Sie diese mit der Spitze nach oben kurz fest und präparieren die nächste. Unter den Perlen sollte jeweils ein ordentliches Stück bis zu den Haarenden frei bleiben. Wenn der gesamte Zopf in dieser Weise bearbeitet ist, lösen Sie Strähne für Strähne vom Kopf und halten alle Haarenden mit einem Gummiband zusammen. Besonders gut zu den Holzperlen passen Lederbänder. Legen Sie zunächst einen Gummi um das Zopfende, und binden Sie das Lederband darüber.

Kaufprodukte – für Sie getestet

Pump-Haarspray, Yves Rocher
Styling-Schaum für Locken, Yves Rocher
Modellier-Spray, Yves Rocher
Haargel, B & W Naturpflege
Haarwachs, B & W Naturpflege
Haarspray, B & W Naturpflege
TOL Haarconditioner, Miss Flip
Haargel mit Weizenhydrolisaten, Spinnrad
Haarspray, Spinnrad
Haarspray, The Body Shop
Aloe-Haargel, The Body Shop
Slick Styling-Creme, The Body Shop

Farbe bekennen

In einem der vorangegangenen Kapitel habe ich bereits ausführlich den Zusammenhang zwischen den Haaren und der Psyche des Menschen behandelt. „Zeige mir deinen Schopf, und ich sage dir, wer du bist!" Nur wenige Personen sind überzeugt, daß das wirklich funktioniert. Viele Menschen glauben aber durchaus, daß ein Zusammenhang zwischen der Haarstruktur und dem Charakter oder dem Inneren des Trägers besteht. Wenn man diesen Gedanken weiterspinnt, kommt man schnell dahinter, daß auch die natürliche Haarfarbe einiges aussagen kann. Allein aus diesem Grund gibt es genug Gegner der Farbveränderung. Sie ist schließlich fast eine Tarnung.

Aber auch, wenn man nicht so weit geht, gibt es viel, was gegen das Färben der Haare spricht. Es ist nämlich längst nicht so harmlos, wie die Werbung uns weismachen will. Zunächst wird Ihre eigene Farbe dem Haar entzogen, dann wird die neue eingearbeitet. Natürlich sehen Sie das nicht. Denken Sie also nicht, daß Sie zwischendurch kurzfristig weiße oder farblose Haare haben müßten, bevor die neue Farbe zum Vorschein kommt. Sowohl das Ent- als auch das Neufärben wird in einem Vorgang erledigt. Damit beides funktioniert, müssen chemische Stoffe auf Ihr Haar einwirken. Über die Gefährlichkeit dieser Substanzen sind Wissenschaftler sich bis heute nicht einig. Die Meinungen liegen weit auseinander. Meiner Meinung nach sollte man von Dingen, deren Ungefährlichkeit nicht bewiesen ist, die Finger lassen. Da es keine natürlichen Alternativen gibt, die in der Lage sind, eine Färbung vorzunehmen, werde ich Ihnen in diesem Ratgeber dafür weder Rezepte noch Kaufprodukte vorstellen. Das Thema Färben hat in einem Buch über Naturkosmetik nichts zu suchen.

Wenn Sie dennoch Lust auf einen anderen Ton haben und sich ganz bewußt verändern möchten, sollten Sie – wie der Name schon sagt – zur Tönung greifen. Dabei handelt es sich um Farbstoffe, die von außen über das Haar gelegt werden. Die Industrie trägt dem Verlangen der Verbraucherinnen längst Rechnung und bietet Produkte auf natürlicher Basis an. Was im Endeffekt in diesen Präparaten enthalten ist, kann man oft nicht herausfinden. Deshalb bietet es sich an, eigene Mixturen herzustellen. Sie müssen sich allerdings darüber im klaren sein, daß Ihre eigenen Tönungsmittel längst nicht so lange halten wie gekaufte. Trotzdem sind sie auf jeden Fall vorzuziehen. Tönen Sie lieber häufiger nach, als sich mit Mitteln zufriedenzugeben, die Haar und Kopfhaut womöglich schädigen könnten.

Einen Nachteil möchte ich Ihnen vorweg eingestehen. Wenn Sie zum Friseur gehen oder sich ein handelsübliches Tönungspräparat für zu Hause kaufen, können Sie aus einer Tabelle ersehen, wie lange es einwirken muß, um die gewünschte Wirkung zu bringen. Das kann man bei selbstgemachten Tönungen nicht so genau angeben. Um die Intensität zu testen, sollten Sie eine kleine Strähne an einer Stelle abschneiden, wo dies nicht auffällt. Es braucht ja nicht viel zu sein. Das Haar muß vorher gewaschen worden sein. Ziehen Sie am besten Plastik- oder Gummihandschuhe an, damit Sie sich die Hände nicht einfärben. Die meisten Pflanzenfarben wirken nämlich auch auf der Haut oder zum Beispiel auf Stoffen.

Streichen Sie die kleine Strähne ein, lassen Sie das entsprechende Mittel 15 Minuten einwirken, spülen Sie mit kaltem Wasser nach, und lassen Sie die Strähne dann vollkommen trocknen. Ist Ihnen der erreichte Effekt zu schwach, wiederholen Sie die Prozedur und lassen die Tönung erneut ein paar Minuten wirken. Addieren Sie die gesamte Einwirkzeit, damit Sie später wissen, nach wieviel Minuten Sie die Tönung ausspülen müssen. Wer lange Haare hat, kann den Test übrigens auch durchführen, ohne sich eine Strähne abzuschneiden. Binden Sie die frisch gewaschenen Haare zu einem hohen Pferdeschwanz. Ziehen Sie von unten eine dünne Partie heraus, und streichen Sie diese ein. Damit die anderen Haare nicht mit der Farbe in Berührung kommen, sollten Sie diese zu einer Schnecke drehen und am Kopf feststecken.

Um zu verhindern, daß Sie die Haut im Nackenbereich oder Ihre Kleidung tönen, sollten Sie sich ein altes Handtuch oder eine Plastikfolie um die Schultern legen. Das Ausspülen der einzelnen Strähne ist etwas schwierig. Ich nehme dafür gern einen weichen Schwamm, den ich in kühles Wasser tauche. Damit reibe ich die Strähne von oben nach unten ab. Wiederholen Sie diesen Vorgang mehrmals, und waschen Sie den Schwamm zwischendurch gründlich aus. Lassen Sie dann das Haar trocknen.

Wenn Sie den für sich richtigen Farbton gefunden haben, kann es losgehen. Wichtig ist, daß Sie flott arbeiten, damit die Einwirkzeiten möglichst wenig variieren. Zunächst waschen Sie die Haare wie gewohnt. Spülen Sie sie gründlich aus. Zum Auftragen der Tönungen gibt es zwei Möglichkeiten. Man kann sie in Plastikflaschen mit Spritzverschluß füllen und dann auf die Haare sprühen. Dabei sollten die Haare unbedingt kopfüber hängen. Beugen Sie sich über ein Waschbecken oder die Badewanne. Die Gefahr, daß die Kopfhaut bei dieser Technik mitgefärbt wird, ist recht groß, vor allem dann, wenn der Kopf aus Bequemlichkeit nach oben statt nach unten gehalten wird. Die zweite Variante funktioniert folgendermaßen: Tragen Sie mit einem breiten Pinsel den tönenden Brei Strähne für Strähne auf. Auch dabei müssen Sie natürlich aufpassen, daß Sie nicht zu nah an die Kopfhaut gelangen. Sie sehen, etwas Übung ist schon erforderlich. Benutzen Sie immer Handschuhe, und schützen Sie Ihre Kleidung vor der Farbe. Wenn Sie etwas davon ins Gesicht bekommen, waschen Sie es sofort ab.

Falls Ihnen trotz aller Vorsicht eine Tönung mißlingt oder einfach nicht gefällt, gibt es mehrere Möglichkeiten. Waschen Sie die Haare möglichst häufig. Wenn Sie dazu eines der in diesem Buch vorgestellten Shampoos benutzen, schädigen Sie das Haar damit nicht. Bis der Farbton verschwunden oder ausreichend abgeschwächt ist, können Sie mit großen Tüchern oder Accessoires davon ablenken. Häufiges Waschen sollte unbedingt auch regelmäßiges Kuren nach sich ziehen. So werden Sie die ungewollten Farbtöne schnell wieder los, ohne Ihr Haar allzu stark zu strapazieren. Ehrlicherweise sage ich Ihnen, daß es Bleich- und Entfärbemittel gibt. Aber auch wenn Sie noch so verzweifelt sind, sollten Sie davon die Finger lassen. Fragen Sie im Zweifel einen Fachmann, wie Sie auf möglichst schonende Weise zu einer besseren Farbe kommen. Mit Naturfarben können Sie beispielsweise nachtönen. So erreichen Sie eine Aufhellung oder dunkeln den Ton ab. Dem Haar wird dabei keinerlei Schaden zugefügt. Hier nun die Rezepte für natürliches Tönen. Die Mengenangaben sind für mittellanges Haar berechnet.

Blonde Haare

Henna-Tönung

1 Tasse Hennapulver (rot), 1 Spritzer Zitronensaft oder Essig, ca. 1 Tasse Wasser

---

Erhitzen Sie das Wasser (eine gute Tasse voll) auf etwa 60 Grad. Gießen Sie es dann unter ständigem Rühren zum Hennapulver. Wenn Sie einen streichfähigen Brei haben, ist die Mischung richtig. Zu flüssig sollte das Ganze nicht werden. Es tropft und kleckert sonst beim Auftragen zu stark. Geben Sie dann etwas Zitronensaft oder Essig hinzu, und lassen Sie die Masse einige Minuten quellen, bevor Sie sie verwenden. Um die Farbkraft zu steigern, können Sie einen guten Schuß Rotwein zufügen. Nehmen Sie dann entsprechend weniger Wasser. Wenn Sie statt des Wassers Kamillenaufguß nehmen, erhalten Sie ein helles orangerot. Das rote Henna eignet sich im Grunde für alle Haarfarben. Es schützt und stärkt das Haar, weshalb es schon seit jeher ein beliebtes Pflegemittel ist. Wenn Sie sehr trockene Haare haben sollten, können Sie der Tönung einen EL Mandel- oder sonstiges Speiseöl zufügen. Verteilen Sie die Masse gleichmäßig im Haar, und stülpen Sie eine Plastikhaube darüber. Falls Sie keine spezielle Haube haben, tut es auch eine an einer Seite etwa zur Hälfte aufgeschnittene Plastiktüte. Darüber sollten sie zusätzlich ein Handtuch schlingen, damit der Schopf warm gehalten wird. Das ist für gutes Gelingen äußerst wichtig. Lassen Sie die Tönung nun einwirken. Nehmen Sie nach der individuell festzulegenden Zeit Handtuch und Haube ab, und spülen Sie das Haar lange und gründlich mit klarem Wasser aus.

Rhabarber-Tönung

1 Tasse Rhabarberwurzelpulver, 1 Spritzer Zitronensaft oder Essig, ca. 1 Tasse Wasser

---

Herstellung wie beschrieben. Wie bei der Henna-Tönung können Sie auch hier einen EL Öl zufügen, wenn Sie zu trockenem Haar neigen. Rhabarber gibt aschblondem Haar wieder frischen goldenen Glanz. Besonders intensiv wird der Effekt, wenn Sie eine Zitronenschale in 250 ml Wasser etwa eine halbe Stunde köcheln lassen. Seihen Sie die Flüssigkeit hinterher ab, und verrühren Sie sie mit dem Pulver, wenn sie auf ungefähr 60 Grad abgekühlt ist.

Braunes Haar

Walnuß-Tönung

1 Tasse gemahlene Walnußschalen, 1 Spritzer Essig, 1 Tasse Wasser

---

Herstellung wie beschrieben. Walnußschalen intensivieren die braune Haarfarbe und lassen sie leuchten. Die Färbung ist sehr kräftig. Sie kommen also vermutlich mit einer knapp bemessenen Tasse gut aus. Auch für schwarzes Haar können Sie diese Tönung verwenden. Die Haare werden davon zwar nicht braun, bekommen aber einen sanften Schimmer.

Sandelholz-Tönung

1 Tasse gemahlenes Sandelholz, 1 Spritzer Essig, 1 Tasse Wasser

---

Herstellung wie beschrieben. Sandelholz zaubert hübsche Lichtreflexe in braunes Haar. Auch dunkelblondes Haar läßt sich damit behandeln. Sie sollten dann aber aufpassen, daß die Tönung nicht zu lange einwirkt.

Schwarzes Haar

Heidelbeer-Tönung

1 Tasse Heidelbeerpulver, 1 Spritzer Essig, 1 Tasse
schwarzen Tee

Heidelbeerpulver können Sie selbst herstellen, indem Sie getrocknete Früchte mit einer Kaffeemühle mahlen. Kochen Sie
1 Tasse schwarzen Tee, lassen Sie diesen etwas abkühlen, und
gießen Sie ihn dann unter ständigem Rühren zum Pulver.
Lassen Sie das Ganze 10 Minuten ziehen. Verfahren Sie dann
in bekannter Weise. Die Mischung verleiht schwarzem Haar
einen schönen, silbrigen Glanz. Auch dunkelblondes oder
braunes Haar läßt sich mit Heidelbeerpulver behandeln. Lassen Sie es allerdings nicht sehr lange einwirken. Für hellblon-
des Haar ist diese Tönung nicht geeignet.
Für schwarzes Haar gibt es schwarzes Hennapulver. Wie bereits erwähnt können Sie durch regelmäßige Spülung mit
schwarzem Tee erreichen, daß das Haar kräftig und intensiv
glänzt.
Auch Strähnchen können Sie ganz leicht selbst machen.
Präparieren Sie dazu eine alte Badekappe, in die Sie in regelmäßigen Abständen kleine Löcher machen. Kämmen Sie Ihr
Haar ganz glatt, und stülpen Sie die Badekappe über den
Kopf. Stechen Sie mit einer Häkelnadel oder einem Draht-
stück, das am Ende zu einem Haken gebogen ist, durch die
Löcher, und holen Sie jeweils eine Strähne durch. Diese streichen Sie dann von oben bis unten gründlich ein. Ich rate
Ihnen, zunächst alle Strähnen durchzuziehen, bevor Sie mit
dem Verteilen der Tönungsmasse beginnen. Sie haben sonst
unterschiedliche Einwirkzeiten und entsprechend abweichen-

de Farbintensitäten. Spülen Sie den Kopf anschließend mit der Kappe unter fließendem Wasser ab. Lassen Sie die Präparate nicht zu lange im Haar. Sanfte Strähnen zaubern hübsche Reflexe in die Frisur und lassen sie lebendig erscheinen, starke Strähnen wirken dagegen unruhig und künstlich.

Kaufprodukte – für Sie getestet

Henna rot Shampoo, B & W Naturpflege
Henna schwarz Shampoo, B & W Naturpflege
Pflanzen-Haarfarbe in unterschiedlichen Tönen (mahagoni über henna schwarz bis goldblond), B & W Naturpflege
Farbpflege-Shampoos, B & W Naturpflege
Kräuterhaarfarben (von hochrot über blond bis schwarz), The Body Shop
Henna-Pulver, Colimex
Henna-Shampoos, Colimex
Pflanzenhaarfarbe (von kastanienbraun über Wüstensand bis spanischrot), Spinnrad
TOL Henna-Pulver, Miss Flip
TOL Henna-Fix, Miss Flip
TOL Henna-Shampoos, Miss Flip
Kräuter-Henna, Maienfelser Naturkosmetik

Locken locken

Schon in der Antike wickelten Griechinnen ihre Haare über ineinander gesteckte Metallrohre. Die inneren erhitzten sie über heißer Asche, steckten sie in die äußeren, und wickelten ihre Haare dann spiralförmig darüber. Nach der Wäsche fiel das Haar allerdings wieder in sich zusammen. Alle Mühe war also nur für kurze Zeit wirksam, die Pracht schnell wieder geglättet. 1906 wurde die Dauerwelle von dem Deutschen Karl Ludwig Nessler erfunden. Mit einer alkalischen Lösung wurden die Haare zum Quellen gebracht, dann aufgedreht und auf 120 Grad Celsius erhitzt. Davor konnte man lediglich mit einem Brenneisen Wellen formen, die sich – wie bei den Griechinnen – nach der nächsten Wäsche wieder glattlegten. Eine Dauerwelle kostete 1906 105 Goldmark und dauerte bis zu acht Stunden. Jede Locke wurde einzeln um eine im Ofen erhitzte, schwere Zange gelegt. Damals verließen die Kundinnen oftmals den Frisiersalon mit verkohlten Haaren und Brandblasen am Kopf.

Erst Jahre später erfand man Dauerwellapparate. Klammern wurden auf Röhren gesetzt. Diese waren an ein Gerät angeschlossen, das sich bis zu 500 Grad aufheizen konnte. Kein Zweifel, daß diese extrem hohen Temperaturen, denen die Haare damals ausgesetzt waren, äußerst schädigend wirkten. Erst nach dem Zweiten Weltkrieg kam die Kaltwelle auf. Die Haare wurden auf Lockenwickler gedreht und durch chemische Prozesse dauerhaft geformt.

Heutzutage gibt es verschiedene Methoden, Locken, Wellen oder Fülle in das Haar zu bekommen. Die Grundsubstanz des Haares, die Keratinschicht, wird dazu mit einer Säure behandelt. Nur so kann eine neue Beschaffenheit entstehen. Hinzu kommt ein Oxydationsmittel, das für die Haltbarkeit der Dauerwelle sorgt. Darin sind alle angebotenen Mittel gleich (mit Ausnahme der Bio-Wellen). Unterschiede gibt es in der Aggressivität der Produkte. Und natürlich kommt es auch auf die Größe der Lockenwickler an. Klar, daß große Wickler großzügige Wellen machen. Kleine Helfer dagegen sorgen für eine heftige Krause.

Vielleicht haben Sie von alkalischen Dauerwellen gehört. Sie bringen die Haare stark zum Quellen, was ziemlich belastend ist. Ein solches Präparat sollte daher nur sehr selten und auch nur für sehr dickes und gesundes Haar genommen werden. Saure Wellen sind nicht so heftig, kringeln die Mähne aber auch nicht so stark. Sie sind bei feinen Haaren vorzuziehen. Der in diesen Produkten verwendete Stoff wirkt im pH-neutralen Bereich und greift Kopfhaut und Haar weniger an. Leider ist dabei die Haltbarkeit auch begrenzter. Etwa nach vier bis sechs Wochen läßt die Spannkraft bereits merklich nach.

Bei den sogenannten Ansatzwellen werden die Strähnen so aufgedreht, daß die Spitzen nicht mit der Dauerwellflüssigkeit in Berührung kommen. Da eine gewöhnliche Dauerwelle immer vom Ansatz her nach unten auswächst, kann eine solche Behandlung die Locken auffrischen. Doch auch dieser „Nachschub" hält nur ungefähr zwei Monate. Hüten Sie sich davor, nach einem solchen Zeitraum regelmäßig und immer wieder nacharbeiten zu lassen. Die Strapaze wäre für Ihr Haar einfach zu groß. Lassen Sie lieber in gleichmäßigen Abständen die Spitzen schneiden, während eine Dauerwelle langsam ganz rauswächst. Überbrücken Sie diese Phase, wenn Sie mögen, mit Papillotten oder den guten alten Lockenwicklern.

Es gibt auch spezielle Pflegemittel, die einer alten Welle neuen Schwung geben. Sie schleusen Kalzium ein und können die chemisch veränderten Haarbindungen unterstützen. Inwieweit man solche Produkte allerdings als Naturkosmetik bezeichnen kann, sei dahingestellt.

Für einen langen Schopf empfiehlt sich eine sogenannte Spiralwelle. Der Friseur wickelt dabei sehr feine Strähnen auf kleine Spiralen. Das Haar kringelt sich, ohne zu kraus zu werden. Eine solche Frisur können Sie übrigens prima an der Luft trocknen lassen.

Relativ neu auf dem Markt sind Amino-Dauerwellen. Die Aminosäuren und Proteine, die dafür benutzt werden, pflegen das Haar und können laut Herstelleraussagen sogar zur Regenerierung beitragen. Bei Gel-Dauerwellen soll sich gar ein Schutzfilm um die geschädigten Partien legen. Er sorgt dafür, daß die Wellflüssigkeit nur auf die gesunden Haarstellen einwirken kann.

Bei einer Bio-Welle wird das Haar mit einer Pflanzenlotion angefeuchtet und unter einer Haube mit Hitze fixiert. Diese Methode geht im Grunde zurück zu den Wurzeln, denn sie basiert auf dem Ur-Verfahren von Nessler. Hierbei bedient man sich auch der Hitze, nur daß für das Wellen pflanzliche Stoffe statt der chemischen Produkte benutzt werden. Leider halten solche Dauerwellen nicht sehr lange. Erkundigen Sie sich, wenn Sie im Zweifel sind, sehr genau nach der Eignung für Ihre Haare. Zwar bin ich der Meinung, daß die Entscheidung immer zugunsten der natürlichen Variante ausfallen sollte, andererseits haben Sie nichts davon, wenn eine Welle aufgrund Ihrer Haarstruktur nur sehr kurzlebig ist.

Noch ein Tip zum Schluß. Es gibt die sogenannten Bandhaare. Sie sind ganz gerade und flach, so daß sie sich absolut nicht wellen wollen. Jede Wellflüssigkeit wird hier scheitern. Sie können Ihre Haare bei einige Friseuren auf dieses Phänomen hin messen lassen. So ersparen Sie sich Enttäuschungen und sinnlose Geldausgaben. Ein anderer Grund, weshalb die künstliche Welle schneller als vermutet die Spannkraft verliert, können Haarpflegemittel sein. In einigen ist nämlich Silikonöl enthalten. Es ist nicht wasserlöslich und hält sich trotz diverser Haarwäschen. Solche Präparate können das gründliche Einwirken der Wellflüssigkeit verhindern.

Wenn Sie Naturlocken haben, braucht es Sie natürlich nicht zu kümmern, wie eine Dauerwelle funktioniert und welche möglicherweise die beste ist. Ob jemand mit natürlichen Löckchen ausgestattet ist oder nicht, hängt in erster Linie von den Genen ab. Wie aber bereits angesprochen, kann sich die Pracht im Laufe des Lebens verändern. Die Krause kann sich für immer glattlegen, beispielsweise wenn die Hormone durcheinander geraten. Das ist manchmal bei Schwangeren der Fall. Sowohl Gene als auch Hormone sind also verantwortlich für die Beschaffenheit.

Sie sind aber nur die Auslöser, die einem Haar die eine oder andere Form geben. Und diese Form ist es erst, die dafür sorgt, daß Locken entstehen oder eben nicht. So lautet jedenfalls eine Theorie, die drei Haartypen unterscheidet: den europäischen, den afrikanischen und den asiatischen. Beim europäischen Typ wächst die Haarwurzel senkrecht aus der Kopfhaut. Wenn Sie einen Querschnitt eines einzelnen Haars dieses Typs sehen würden, könnten Sie feststellen, daß er oval ist. Diese Form bewirkt, daß das Haar eine leichte Drehung vollziehen, sich also in Locken oder wenigstens sanfte Wellen legen kann. Beim afrikanischen Typ gleicht der Querschnitt einer Bohne. Hinzu kommt, daß die Wurzel schräg in die Kopfhaut gebettet ist. So entsteht zwangsläufig eine Krause. Der letzte Typ zeichnet sich dadurch aus, daß die Wurzel völlig gerade, senkrecht in der Kopfhaut liegt. Der Querschnitt des Haars ist kreisrund. So bleibt es immer glatt und kann sich nicht einmal leicht wellen.

Sonnenschutz und After Sun

Sind Sie auch ein Sonnenanbeter? Dann wissen Sie sicher die wohltuende Wirkung auf Körper und Geist zu schätzen. Wahrscheinlich ist Ihnen auch klar, wie gefährlich die Strahlen für uns sein können. Ich möchte nicht in die gleiche Kerbe schlagen, wie die Medien es jeden Sommer tun. Schließlich steht fest, daß das Sonnenlicht fröhlich macht und positiv stimmt. Dafür sorgt die verminderte Ausschüttung des Hormons Melatonin. Je mehr davon im Körper produziert wird, desto schlapper und niedergeschlagener sind wir. Auch die Ausschüttung von Sexualhormonen wird von Wärme und Licht günstig beeinflußt.

Kein Zweifel also, daß der Mensch nicht ohne Sonne leben kann. Trotzdem sollten Sie realistisch sein. Auch wenn mäßige Bestrahlung beispielsweise für Akne-Haut sogar gut ist, schadet übermäßiges Braten Ihrer natürlichen Schutzhülle. Auch die Haare können dadurch zu stark belastet werden. Ihre Hornzellen, die die Haarstruktur schützen sollen, werden bei intensiver Sonneneinwirkung dünn. Damit Sie im Umgang mit den beliebten Strahlen alles richtig machen und Haare und Haut schonen, hier ein paar Tips, die Sie unbedingt beachten sollten.

- Wer lange nicht mehr in der Sonne war, sollte vor intensiven Bräunungsphasen ein- oder zweimal auf die Sonnenbank gehen. Das bereitet die Haut ein wenig vor.

- Legen Sie sich schon früh am Morgen in die Sonne, so daß Sie zur Mittagszeit in den Schatten flüchten können. Auch ein Sonnenbad am späten Nachmittag ist empfehlenswert.

- Länger als eine halbe Stunde sollten Sie trotz Schutzmittel nicht bleiben. Suchen Sie dann lieber ein schattiges Plätzchen auf. Die dort erworbene Bräune hält meist wesentlich länger.

- Eine gute Sonnenmilch erhöht zwar die Zeit, die Sie in der Sonne überstehen können, ohne einen Sonnenbrand zu kriegen, sie wird aber erst nach etwa 45 Minuten voll wirksam. Reiben Sie sich deshalb rechtzeitig ein.
- Als Schutz für Ihre Haare ist der Sonnenhut auch heute noch unschlagbar.
- Übrigens, wer es liebt, sich mit der Luftmatratze auf dem Meer treiben zu lassen, ist besonders gefährdet. Das Wasser reflektiert die Sonne und verstärkt ihre Wirkung.

Die wenigsten tragen gerne eine Badekappe. Dadurch wird beim Baden in Salz- oder Chlorwasser das Haar noch stärker strapaziert als nur durch die Sonne allein. Wenn Sie so wie ich Badekappen hassen, und womöglich zusätzlich generell auf Hüte verzichten, kommen Sie um eine spezielle Behandlung Ihrer Haare nicht herum. Verteilen Sie eines der folgenden Präparate großzügig und gleichmäßig im ganzen Haar. Die Spitzen sollten besonders intensiv bearbeitet werden.

Neutrales Sonnenschutzgel

1 Messerspitze Agar-Agar, 200 ml Wasser, 10 g SoFiW (50%)

Gießen Sie das SoFiW in das Wasser. Es handelt sich dabei um einen Sonnenfilter, dessen Intensität von der verwendeten Menge abhängt. In den Rezepten arbeiten wir mit einer Konzentration von 5%. Das ergibt einen Sonnenschutzfaktor von etwa 5. SoFiW ist üblicherweise flüssig, kann aber bei Kälte kristallisieren. Sollte dies passieren, erwärmen Sie das Wasser leicht, und geben Sie den Sonnenfilter hinzu. Er wird dann sofort wieder flüssig. Zum Schluß rühren Sie das Agar-Agar-Pulver dazu. Sollte die Mischung nicht gelieren, geben Sie vorsichtig noch etwas von dem Pulver hinein.

Neutrale Variation

200 ml Wasser, 1 TL Gelatine, 10 g SoFiW (50%)

Herstellung wie beschrieben. Dieses Rezept ist eine Alternative, auf die Sie ausweichen können, wenn Sie kein Agar-Agar im Hause haben. Einfache Haushaltsgelatine sorgt ebenfalls für die richtige Konsistenz. Ich ziehe die erste Variante jedoch vor, weil das aus Algen gefertigte Agar-Agar dem Haar zusätzlich Nährstoffe liefert.

Arnika-Sonnenschutzgel

1 Messerspitze Agar-Agar oder 1 TL Gelatine, 200 ml Arnikaaufguß, 10 g SoFiW (50%)

Herstellung wie beschrieben. Das Rezept eignet sich besonders für Menschen mit angegriffener oder bereits von der Sonne strapazierter Kopfhaut.

Brennessel-Sonnenschutzgel

1 Messerspitze Agar-Agar oder 1 TL Gelatine, 200 ml Brennesselaufguß, 10 g SoFiW (50%)

Herstellung wie beschrieben. Die Mischung kräftigt das Haar, während sie es vor der Sonne schützt.

Kamillen-Sonnenschutzgel

1 Messerspitze Agar-Agar oder 1 TL Gelatine, 200 ml
Kamillenaufguß, 10 g SoFiW (50%)

Herstellung wie beschrieben. Auch dieses Rezept pflegt
die angegriffene Kopfhaut. Gleichzeitig hellt es die Haare auf
und schenkt ihnen schönen Glanz. Um die aufhellende Wirkung noch zu verstärken, können Sie, wie bereits beschrieben, im Kamillenaufguß kurz Zitronenschale köcheln lassen,
bevor Sie das Gel zubereiten.

Birken-Sonnenschutzgel

1 Messerspitze Agar-Agar oder 1 TL Gelatine, 200 ml
Birkenblätteraufguß, 10 g SoFiW (50%)

Herstellung wie beschrieben. Die Birkenblätter kräftigen das
Haar und fördern die Durchblutung der Kopfhaut.

Lindenblüten-Sonnenschutzgel

1 Messerspitze Agar-Agar oder 1 TL Gelatine, 200 ml
Lindenblütenaufguß, 10 g SoFiW (50%)

Herstellung wie beschrieben. Die Mixtur ist gerade bei intensiver Sonnenbestrahlung zu empfehlen, weil die Lindenblüten das Haar vor dem Austrocknen bewahren.

Minz-Sonnenschutzgel

1 Messerspitze Agar-Agar oder 1 TL Gelatine, 200 ml
Pfefferminzaufguß, 10 g SoFiW (50%)

Herstellung wie beschrieben. Das Gel sorgt durch seine Frische für einen kühlen Kopf. Auch der angenehme Duft wird
Sie begeistern.

Schwarzes Sonnenschutzgel

1 Messerspitze Agar-Agar oder 1 TL Gelatine, 200 ml
schwarzer Tee, 10 g SoFiW (50%)

Herstellung wie beschrieben. Sie wissen ja schon, daß
schwarzer Tee dem Haar Kraft gibt. Vor allem aber schenkt er
einer schwarzen Mähne neuen Glanz.
Ich weiß, daß Eitelkeit im Bereich der Kosmetik eine große
Rolle spielt. Meiner Meinung nach ist das durchaus nichts
Schlechtes. Es bedeutet schließlich, daß man Wert auf das eigene Äußere legt, was generell positiv zu bewerten ist, solange man es nicht übertreibt. Falls Sie also glauben, daß Sie
nach der Benutzung eines der genannten Gels aussehen wie
ein begossener Pudel, kann ich Sie beruhigen. Vor allem
warne ich Sie dringend davor, auf den Schutz der Haare zu
verzichten, nur um am Strand oder im Schwimmbad vielleicht ein bißchen besser auszusehen. Sie schneiden sich
damit nur ins eigene Fleisch, denn wenn die Haare erstmal
gelitten haben, werden sie strohig und sehen bestimmt nicht
mehr gut aus. Benutzen Sie deshalb lieber reichlich Sonnen-
schutzgel, und formen Sie sich schicke Frisuren im Wet-
Look.

Für kurze Haare

Überlegen Sie sich, ob Sie lieber streng oder frech daherkommen möchten. Entscheiden Sie sich für erstere Möglichkeit, können Sie beispielsweise alle Haare glatt aus dem Gesicht kämmen. Wenn Sie Pony tragen, können Sie diesen zu einer Tolle einschlagen. Wer bisher einen Mittelscheitel getragen hat, kann sich zur Abwechslung einen Seitenscheitel ziehen. Durch das Gel hält dieser meistens recht gut. Eher streng, aber auch verführerisch kann es aussehen, wenn Sie einige Haare ins Gesicht zupfen.

Die mutige Variante sieht so aus: Kämmen Sie das gesamte Haar glatt nach hinten. Zupfen Sie ein oder zwei Strähnen aus dem Pony, und formen Sie diese zu kleinen Kringeln, die Sie in die Stirn ziehen. Kinnlanges glattes Haar kann man in zwei Hälften teilen. Die vordere Partie, den Pony, kämmt man über die Stirn. Der Rest wird gerade herunter gekämmt. Drehen Sie die Haarenden einige Zeit auf Wickler. So stehen sie später lustig ab.

Freche Variationen sind sehr einfach hinzubekommen. Sie können mit den Händen entweder das Haar in alle Richtungen strubbeln oder möglichst weit von der Kopfhaut abziehen, so daß es fast senkrecht steht. Das funktioniert natürlich nur bei extrem kurzem Haar. Bei längeren Haaren läßt sich immerhin der Pony zum Stehen bringen. Schön ist auch, wenn Sie das gesamte Deckhaar kräftig durchkneten. So sehen Sie zwar nicht frisiert aus, das Haar wirkt aber lebendig und frisch.

Für lange Haare

Auch langes Haar kann sehr hübsch aussehen, wenn es einfach mit viel Gel glatt aus dem Gesicht gekämmt wird. Ebenso eignen sich Zöpfe als Strandfrisur. Ein simpler Pferdeschwanz ist ebenso praktisch wie hübsch. Noch besser sieht es natürlich aus, wenn Sie ihn flechten. Wer Lust hat, kann auch einen Bauern- oder Ährenzopf binden. Das geht mit Gel in den Haaren einfacher, als wenn Sie es mit der trockenen Mähne versuchen. Und es sieht besonders toll aus.

Das gleiche gilt für Hochsteckfrisuren. Schon ein einfacher Knoten wirkt im nassen Look gut. Kämmen Sie dazu alle Haare nach hinten. Formen Sie einen hohen Pferdeschwanz, den Sie aber nicht abbinden. Drehen Sie ihn am Oberkopf zu einer Schnecke, und legen Sie ein Haarband mit Gummizug um den entstandenen Knoten. Falls nötig, können Sie das Ganze mit einigen Nadeln feststecken. Durch das Gel hält die Frisur meistens jedoch schon von alleine. Wer es gerne fröhlich mag, kann sich in den Zopf oder die Steckfrisur ein Schirmchen stecken, wie es als Dekoration für Eisbecher benutzt wird.

Auch wenn Sie Ihre Haare schützen, müssen Sie damit rechnen, daß Sommer, Sonne, Strand und Meer eine Belastung darstellen. So wie Sie Ihrer Haut nach dem Sonnenbaden eine intensive Pflege gönnen, damit sie regenerieren kann, sollten Sie auch Ihr Haar zwischendurch besonders behandeln. Hierzu eignen sich die vorgestellten Packungen und Kuren. Sie können aber auch reines Pflanzenöl nehmen. Wegen des tollen sommerlichen Dufts nehme ich gerne Kokosöl.

Verteilen Sie ein bis zwei Eßlöffel davon im gesamten Haar, und lassen Sie es ruhig über Nacht oder zumindest für einige Stunden einwirken. Waschen Sie es dann kurz aus. Ich erwähnte bereits, daß man Haare durchaus auch überpflegen kann. Wenn man sie mit Nährstoffen überfrachtet, können sie klebrig und schwer werden, so daß sie herunterhängen und sich nicht mehr gut frisieren lassen. Übertreiben Sie es deshalb nicht. Wenn Sie vorbeugen und nicht ohne den entsprechenden Schutz in die Sonne gehen, reicht eine solche Kur ein- bis zweimal im Monat.

Die Spitzen sind anfälliger. Erstens sind sie der älteste Teil des Haares, und zweitens stoßen sie ab einer gewissen Länge ständig auf die Schultern. Sie werden schnell spröde und brüchig. Darum brauchen sie auch extra Zuwendung. Tragen Sie ruhig öfter eine Kur oder pures Öl auf die Spitzen auf, und wickeln Sie diese dann in Alufolie. So erhalten Sie den gewünschten Wärmeeffekt, der dafür sorgt, daß die Wirkstoffe besonders gut eindringen können.

Im Handel werden eine ganze Reihe Sonnenschutzprodukte für das Haar angeboten. Meistens bekommen Sie diese in Form von Sprays. Leider habe ich kein Präparat gefunden, das meinen Vorstellung von Naturkosmetik entsprochen hätte. Das bedeutet allerdings nicht, daß es so etwas nicht gibt.

Schönheit von innen

Wie anfänglich erwähnt, wachsen die Haare ausschließlich aus der Wurzel heraus. Das heißt, die Zellen, die dort gebildet werden, schieben das ältere Gewebe weiter aus der Kopfhaut. Die Wurzel ist eingebettet in eine Hautschicht, in der sich unter anderem auch Blutgefäße befinden. Das Blut hat deshalb eine große Bedeutung im Zusammenhang mit dem Zustand unserer Haare. Bisher habe ich Ihnen viel über die Pflege Ihrer Haare verraten. Die genannten Rezepte sind allerdings alle ausschließlich zur äußerlichen Anwendung geeignet. Auch wenn die Behandlung von außen extrem wichtig ist, können Sie weit mehr für Ihre natürliche Kopfbedeckung tun. Richtige Ernährung heißt das Zauberwort. Damit erreichen Sie, daß im Blut überhaupt die Nährstoffe in ausreichender Menge vorkommen, die Sie für schönes und gesundes Haar benötigen. Bestimmte Mineralien und Vitamine sind ausschlaggebend für den Zustand von Haut und Haaren. Wenn Sie davon zuwenig aufnehmen, dürfen Sie sich über einen fahlen Teint ebensowenig wundern wie über sprödes, glanzloses Haar.

Natürlich spielen auch Schadstoffe eine Rolle. Daher ist eine rundum gesunde Lebensweise angesagt, bei der Sie Giftstoffen so gut wie möglich aus dem Weg gehen und so viel Nährstoffe aufnehmen, wie es nur geht. Beides ist in der heutigen Zeit nicht leicht, obwohl wir ein so großes Waren- und Lebensmittelangebot haben wie noch nie. Zu jeder Jahreszeit können Sie alle erdenklichen Gemüse- und Obstsorten kaufen. Es stellt sich allerdings die Frage, ob diese Errungenschaft wirklich so positiv ist. Natürlich ist es phantastisch, daß wir genug zu essen haben und die Nahrungsmittel sogar aussuchen können. Doch Früchte, die aus fernen Ländern zu uns kommen, müssen auf ganz bestimmte Weise behandelt werden, um den langen Transport zu überstehen. Auf jeden Fall sind sie unreif geerntet worden, ihr Nährwert ist daher zweifelhaft.

Ein weiterer Aspekt unserer Fehlernährung ist, daß wir in der hektischen Welt des 20. Jahrhunderts immer mehr Wert auf Bequemlichkeit legen. Es fängt bei der Versorgung der Kleinkinder an. Kaum eine Mutter kann heute noch die Mahlzeiten für ihr Baby selbst zubereiten. Die meisten greifen zu Gläschen und sonstiger Fertignahrung. Ich erlaube mir an dieser Stelle kein Urteil über die Qualität solcher Produkte, gebe aber zu bedenken, daß es sich nicht um wirklich frische Zutaten handeln kann. Wesentlich schlimmer sind mit Sicherheit Fertigmahlzeiten, die man als Erwachsener kaufen kann. Ein komplettes Gericht, das nur im Wasserbad erwärmt und dann mit Fleisch, Nudeln und Gemüse auf den Tisch gebracht wird, stimmt mich nachdenklich. Vom sogenannten Fast Food will ich gar nicht reden.

Es sei nochmals gesagt: Ich versuche nicht, schlechte Ernährungsgewohnheiten zu verteufeln. Mir ist durchaus klar, daß viele Sünden, die wir in diesem Bereich begehen, einfach gut schmecken. Andererseits verändert sich die Meinung über das, was man gerne ißt und was nicht, im Laufe des Lebens. Wer häufig zu Fertigprodukten greift, deren Nährstoffe nur noch minimal vorhanden sind, gewöhnt sich allmählich daran. Künstliche Geschmacksstoffe werden mehr und mehr als angenehm empfunden. Das kann so weit gehen, daß eine frisch zubereitete Mahlzeit nicht mehr ohne Ketchup oder Instantsoße zu schmecken scheint.

Von heute auf morgen läßt sich eine solche Entwicklung nicht rückgängig machen. Doch aus Rücksicht auf Ihre Gesundheit und Ihr Aussehen, denn beides leidet darunter, sollten Sie versuchen, mit viel Geduld etwas daran zu ändern. Sie brauchen nicht von einem Tag auf den anderen zum Vegetarier werden oder nur noch Vollwertkost zu sich nehmen. Aber versuchen Sie, sich langsam umzustellen und immer mehr „eßbare Schönmacher" in Ihren Speiseplan aufzunehmen. Sie werden feststellen, daß Sie sich auf Dauer besser fühlen. Eine strahlendere Haut und glänzendes, kräftiges Haar sind die Belohnung für eine gesunde Lebensweise, zu der übrigens auch die Einschränkung bei Alkohol und Nikotin gehört. Die positive Veränderung Ihres Aussehens dürfen Sie selbstverständlich nicht innerhalb einer Woche erwarten. Da helfen nur Geduld und eine konsequente Umstellung für den Rest Ihres Lebens.

Falls Sie eigentlich ganz zufrieden mit Ihrem Äußeren sind, obwohl Sie sich schlecht ernähren, rauchen und sehr gern mal ein Gläschen konsumieren, rate ich Ihnen, an Ihre Gesundheit zu denken. Unser Körper ist eine ziemlich gut funktionierende „Maschine", die sich erstaunlich lange selbst helfen kann. Irgendwann allerdings fehlt ihr die Kraft, weil sie die nötigen Nährstoffe nicht bekommen hat, dafür aber von Giftstoffen aus der Nahrung und aus der Luft angegriffen wurde. Oft ist es schon sehr spät, wenn der Körper mit sichtbaren Zeichen reagiert. Die Schädigungen sind dann möglicherweise nicht mehr oder nur noch schwer zu reparieren.

Wenn es Ihnen gelingt, zu einer ausgewogenen Ernährung zu finden, falls Sie diese nicht längst gewöhnt sind, können Sie natürlich trotzdem zwischendurch mal zum Hamburger oder einer anderen „Sünde" greifen. Tun Sie das aber bewußt. Genießen Sie das jeweilige Lebensmittel oder die ganze Mahlzeit, und machen Sie dann mit der gesunden Form weiter. Auch wenn mal ein Tag dabei ist, an dem Sie von morgens bis abends schlemmen und zu den Dingen greifen, die nicht gerade gesund sind, ist das kein Grund zur Sorge. Begegnen Sie solchen Ausrutschern mit einem Fastentag, an dem Sie nur Säfte oder eine leichte Brühe zu sich nehmen. Damit bewirken Sie, daß der Körper die Chance erhält, sich zu entgiften. Außerdem plagt Sie so nicht mehr das schlechte Gewissen, wenn Sie Ungesundes futtern. Körper und Geist sind also zufrieden. Und das sieht man.

Ich stelle Ihnen nun einige der Nährstoffe vor, die für gesundes und schönes Haar wichtig sind. Achten Sie darauf, daß diese in ausreichender Menge auf Ihrem Speiseplan vorkommen.

- *Beta-Carotin* gibt dem Haar Fülle und Glanz. Klassischerweise ist es als Farbstoff bekannt, der vor vorzeitigem Ergrauen schützt.
  Wichtige Lieferanten: Möhren, rote Paprika, Petersilie, Fenchel.
- *Biotin* stärkt das Haar und fördert sein Wachstum.
  Wichtige Lieferanten: Eigelb, Weizen, Leber.
- *Calzium* ist ein wichtiger Nährstoff im Wachstumsprozeß.
  Wichtige Lieferanten: Brokkoli, Brunnenkresse, Löwenzahn, Joghurt, Haselnuß, Milch.
- *Eisen* kann Haarausfall vermindern und sorgt für besseres Wachstum.
  Wichtige Lieferanten: Hülsenfrüchte, Getreide, Vollkornprodukte, Rindfleisch, Soja, Hefe.
- *Eiweiß* schenkt dem Haar Elastizität und Kraft.
  Wichtige Lieferanten: Milch, Fleisch, Fisch, Getreide.
- *Jod* ist am Wachstum der Haare beteiligt.
  Wichtige Lieferanten: Fisch, Ananas, Artischocken, Milch, Schalentiere, Algen.
- *Kalium* liefert Glanz.
  Wichtige Lieferanten: Brokkoli, Möhren, Bananen, Kartoffeln.
- *Magnesium* intensiviert die natürliche Haarfarbe und schützt vor grauem Haar.

Wichtige Lieferanten: Leinsamen, Hülsenfrüchte, Kakaopulver, grüne Gemüsesorten.

- *Pantothensäure* sorgt dafür, daß sich die Haarfarbe lange hält. Sie bietet daher Schutz vor frühzeitigem Ergrauen.
  Wichtige Lieferanten: Leber, Milch, Getreide, Roastbeef.
- *Vitamin A* (eigentlich das klassische „Augenvitamin") sorgt dafür, daß das Haar glänzt, und schützt bedingt vor Haarausfall.
  Wichtige Lieferanten: Möhren, Paprika, Eier, Hefe, Fisch, Trauben, Johannisbeeren.
- *Vitamin C* ist an der Bildung von Gewebe beteiligt.
  Wichtige Lieferanten: Säuerliches Obst, Zitrusfrüchte, Sanddorn, Hagebutte, Kiwi, Paprika, Kartoffeln, Petersilie.
- *Zink* bietet dem Haar Schutz vor schädlichen Einflüssen unserer Umwelt.
  Wichtige Lieferanten: Weizenkleie, Edamer Käse, Sonnenblumenkerne, Reis.

Natürlich gibt es darüber hinaus weitere Substanzen, die in unserer Nahrung enthalten sein sollten. Wenn Sie neugierig geworden sind, was der richtige Speiseplan alles bewirken kann, sollten Sie sich mit Fachliteratur versorgen. Sie werden staunen, welche Beschwerden in vielen Fällen man nur durch eine Ernährungsumstellung in den Griff bekommen kann. Auch die positiven Veränderungen des Aussehens werden Sie begeistern. Da dieser Ratgeber für Sie vor allem einen großen praktischen Nutzen haben soll, nenne ich Ihnen jetzt noch eine Reihe von Lebensmitteln, die für Ihr Haar eine wahre Wohltat sind. Gleichzeitig erfahren Sie, was diese Schönmacher noch so alles können.

- *Ananas* versorgt Ihr Haar gleich mit sieben der eben aufgeführten Nährstoffe, nämlich mit Zink, Jod, Kalium, Calzium, Vitamin C, Beta-Carotin und Pantothensäure. Nebenbei entwässert die Tropenfrucht stark, strafft die Haut und festigt das Bindegewebe. Sie eignet sich deshalb hervorragend für den Kampf gegen Cellulitis.

- Essen Sie einmal täglich einen *Apfel*. Für Ihr Haar können Sie kaum etwas besseres tun. Auch Ihre Gesundheit wird jubeln. Blutgefäße bleiben elastisch, das Herz behält seine Kraft. Auch zur Pflege des Darms leisten Äpfel einen wichtigen Beitrag.
- Nicht ohne Grund kommen *Aprikosen* in diversen Kosmetikprodukten vor. Auch die innerliche Anwendung ist eine wahre Schönheitskur. Das Haar bekommt Glanz, Fingernägel werden kräftiger und brechen nicht mehr so schnell. Auch gegen Hautunreinheiten ist die schmackhafte orangefarbene Frucht wirksam.
- Die *Artischocke* gehört zu Unrecht zu den Exoten im Gemüseregal. Ihre vielfältigen positiven Wirkungen sollten ihr einen festen Platz auf unserem Speisezettel einräumen. Neben der Wohltat für die Haare sorgt sie für einen schönen Teint. Sie beugt Verdauungsstörungen vor und schützt Leber und Galle. Geistige Arbeiter werden die Artischocke besonders schätzen.
- In der Rohstoffliste haben Sie die *Avocado* bereits gefunden. Sie sollte auch in der Ernährung eine Rolle spielen. Insbesondere bei der Haarpflege erfüllt sie eine wichtige Aufgabe. Sie sorgt für eine kräftige Farbe und läßt das Haar glänzen. Nebenbei stärken Sie mit dem Verzehr Ihr Immunsystem, beugen einem Herzinfarkt vor und kräftigen Ihre mentale Leistungsfähigkeit.
- *Bananen* sind kosmetische Multitalente. Sie kommen in Gesichtsmasken vor, machen aber auch, wenn man sie ißt, schöne Haut und Haare. Toller Nebeneffekt: Die leckere Frucht steigert die gute Laune und stärkt die geistige Fitneß.

- Aus der Familie der Hülsenfrüchte sind *Bohnen* zu nennen, die mit ihrem Reichtum an Nährstoffen den Aufbau der Haare mitgestalten. Gleichzeitig sind sie für gesunde Knochen von Bedeutung und helfen den Nieren.
- *Brokkoli* sollte regelmäßig auf Ihren Tisch kommen. Das schmackhafte Gemüse fördert das Zellwachstum und ist daher wichtig für langes Haar. Auch die Verdauung sowie das Immunsystem profitieren vom Brokkoliverzehr.
- Für Wachstum und Spannkraft der Haare sind auch *Champignons* wichtig. Essen Sie die köstlichen Pilze häufig, dann werden Sie auch mit Streß leichter fertig. Sowohl Kopfarbeiter als auch Menschen, die ihre Muskeln einsetzen müssen, sollten die enthaltenen Wirkstoffe nutzen.
- *Eier* sind voll von Substanzen, die dem Haar guttun. Es wird gestärkt und bekommt Glanz. Auch die Haut wird viel schöner. Nebenbei wirken Eier positiv auf Nerven, Gedächtnis und Muskeln. Der Verzehr wirkt Blutarmut entgegen.
- Um sich vor frühzeitigem Ergrauen zu schützen, sollte man unter anderem regelmäßig *Erbsen* verzehren. Die kleinen, grünen Fitmacher stärken außerdem Muskeln und Herz und beugen Nervenschäden vor.
- Nicht nur, weil sie besonders lecker sind, erfreuen sich *Erdbeeren* allgemeiner Beliebtheit. In erster Linie sorgen sie für einen zarten Teint, sind aber auch durch ihren hohen Vitamin-C-Gehalt für die Haare von Bedeutung. Zusätzlich profitieren die Gelenke.
- Ein Knüller im Gemüseregal ist *Feldsalat* (natürlich nicht der in eine Plastikschale eingeschweißte). Er schmeckt lecker und versorgt die Haare mit zahlreichen, wichtigen Nährstoffen. Eine weitere Stärke dieser Salatsorte liegt darin, daß sie die Durchblutung fördert und so beispielsweise Krampfadern vorbeugt.

- *Fenchel* haben Sie bereits in der Rohstoffliste kennengelernt. Doch nicht nur die äußerliche, sondern auch die innerliche Anwendung ist für gesundes Haar empfehlenswert. Ebenso wird die Haut frischer aussehen und das Immunsystem gestärkt.

- *Garnelen* werden hier stellvertretend für eine Vielzahl von Krustentieren genannt. Sie enthalten reichlich Kalium, Zink, Jod und andere wertvolle Substanzen. Damit sind sie nicht nur für unsere Haare, sondern auch für den Aufbau der Muskel- und Nervenzellen unverzichtbar.

- Mit seinen zahlreichen positiven Inhaltsstoffen sorgt *Hähnchenfleisch* für gutes Wachstum der Haare und läßt sie glänzen. Auch die Haut wird dadurch gestrafft.

- Früher galt der *Hering* als Arme-Leute-Essen. Inzwischen ist sein Preis erheblich gestiegen. Doch das ist er durchaus wert, denn er hat einiges zu bieten. Zum Beispiel sorgt er dafür, daß die natürliche Haarfarbe lange erhalten bleibt. Auch vorzeitiger Faltenbildung wirkt er entgegen. Außerdem ist seine positive Wirkung auf die Gesundheit zu nennen. Die Verdauung wird angekurbelt und das Herz gestärkt.

- Ob pur, in Joghurt oder mit Zucker – *schwarze Johannisbeeren* schmecken einfach gut. Außerdem versorgen die kleinen Früchte das Haar mit Vitaminen und Mineralstoffen. Sie sorgen für eine rasche Erneuerung der Zellen, weshalb sie auch vorzeitiger Faltenbildung vorbeugen.

- Einige Scheiben *Knäckebrot* zum Frühstück sorgen für einen guten Start in den Tag. Darin sind die meisten Substanzen enthalten, die für Wachstum, Fülle und Glanz des Haares verantwortlich sind. Zusätzlich wird durch den Konsum die Verdauung unterstützt.

- *Lachs* sei hier stellvertretend für viele Fischsorten genannt. Er sorgt für kräftigen Haarwuchs, stärkt die Nerven und beugt der Verdickung des Blutes vor.

- Für glänzendes, kräftiges Haar sorgt *Leber*. Auch wenn man den Verzehr von Innereien stets in Grenzen halten sollte, gehört sie ab und zu auf den Speiseplan. Wußten Sie schon, daß der Verzehr von Leber Nervenschäden vorbeugt und sich günstig auf Prüfungsängste auswirkt?
- Für eine kräftige, schöne Haarfarbe sorgen *Linsen*. Heutzutage sind diese Hülsenfrüchte in vielen Fällen vom Einkaufszettel verschwunden. Das ist bedauerlich, denn Linsen steigern die Konzentrationsfähigkeit, stärken die Muskeln und fördern den Liebestrieb.
- *Milch* sollte täglich getrunken werden. (Vorausgesetzt natürlich, Sie leiden nicht an einer Kuhmilchallergie.) Sie läßt die Haare schön glänzen und sorgt für einen frischen Teint. Auch für Zähne, Knochen und Nerven ist Milch durch die vielen Eiweißbausteine besonders wertvoll. Wer allerdings zu Verstopfung neigt, sollte auf Milch weitgehend verzichten.
- Beim Verzehr von *Möhren* denken die meisten in erster Linie an die positive Wirkung auf die Sehkraft. Tatsächlich sollten vor allem Menschen, die unter Nachtblindheit leiden, diese Gemüsesorte essen. Darüber hinaus kräftigen Mohrrüben die natürliche Haarfarbe und geben Glanz und Fülle.
- *Paprika* (vor allem rote) pflegt die Haare und gibt ihnen Kraft. Auch die Haut profitiert. Unreinheiten werden gemindert. Die Verdauung und die Atmung werden unterstützt.
- *Kräuter* sind generell ein wichtiger Beitrag zu gesunder Ernährung. Zum Beispiel muß hier Petersilie mit all seinen Vitaminen und Mineralien genannt werden. Sie sorgt dafür, daß die Haare wachsen, gibt ihnen Glanz und beugt vorzeitigem Haarverlust vor. Auch für die Augen, die Muskeln und das Immunsystem leistet Petersilie einen wichtigen Beitrag.

- *Roastbeef* fördert die Blutbildung und unterstützt so die Versorgung der Haare und deren Wachstum. Durch den Verzehr wird auch die Haut positiv beeinflußt.
- Eine geballte Energieladung für das Haar liefert *Rosenkohl*. Das leckere Gemüse ist außerdem an der Reinigung des Organismus beteiligt, da es die Entschlackung erheblich fördert. Auch Herz und Kreislauf erhalten neuen Schwung.
- *Rote Bete* bekämpft die sogenannten freien Radikale, die Zellen zerstören und so ernsthafte Krankheiten verursachen können. Als Zellschutz spielt rote Bete natürlich auch im Rahmen der Haarpflege eine große Rolle. Außerdem beugt sie Blutarmut vor.
- Sein Preis macht den *Spargel* zu einem Luxus-Gemüse. Doch nicht nur sein Ruf, sondern auch seine Eigenschaften machen ihn zu einem wahrlich edlen Nahrungsmittel. Haare bekommen neue Vitalität, die Haut wirkt frischer. Wer abnehmen möchte, sollte viel Spargel in den Speiseplan aufnehmen, denn er fördert die Entschlackung, Entwässerung und den Stoffwechsel. Besonders empfehlenswert ist übrigens die grüne Ausführung.
- Kräftige rote *Tomaten*, die nicht aus dem Treibhaus stammen, sind ein Muß bei gesunder Ernährung. Sie enthalten sowohl Vitamine als auch Mineralstoffe, was sich positiv auf die Haare auswirkt. Besonders das Wachstum wird angekurbelt. Ansonsten wirken sich Tomaten günstig auf Nerven, Verdauung und Blutgefäße aus. Vorsicht ist bei Allergie oder Unverträglichkeit gegen Kupfer geboten.
- *Walnüsse* und eine Reihe anderer Nußsorten sollten regelmäßig gegessen werden. Die rohen Leckereien fördern kräftiges Wachsen der Haare. Außerdem sind sie gut für die Nerven. Nicht umsonst nennt sich eine Mischung aus Nüssen und Rosinen Studentenfutter. Damit wird auf die

geistige Kraft sowie die Konzentrationsfähigkeit ange-
spielt.

Wahrscheinlich haben Sie beim Lesen der Nährstofftabelle
schon richtig Appetit bekommen. All die leckeren Dinge
können und sollen Sie gerne verzehren. Damit sie besonders
gut zur Geltung kommen und nicht gleich Polster auf die
Hüften bringen, mache ich Ihnen jetzt ein paar Vorschläge für
die Zubereitung. Kombinieren Sie die folgenden Rezepte
nach Lust und Laune. Es kommt nicht darauf an, wieviel Sie
essen. Falls Sie zwischendurch Hunger bekommen, können
Sie sich jederzeit einen Snack gönnen. Wichtig ist, daß Ihr
Speiseplan ausgewogen ist und Sie eine ausreichende Menge
der genannten Substanzen zu sich nehmen.

Ich gebe bewußt nicht an, was Sie zu Mittag und was als
Abendessen verspeisen sollen. Ob Ihnen der Sinn nach einer
kalten oder warmen Mahlzeit steht, entscheiden ganz alleine
Sie. Das hängt schließlich von mehreren Faktoren ab, zum
Beispiel davon, ob man berufstätig ist oder nicht. Ein toller
Nebeneffekt: Wenn Sie pro Tag nur ein Frühstück, eine kalte
und eine warme Mahlzeit essen, und auf Süßigkeiten oder andere Leckereien verzichten, werden Sie wahrscheinlich noch
das eine oder andere Pfund abnehmen. Alle Rezepte sind für
eine Person berechnet, können mengenmäßig aber ruhig aufge-
stockt werden, da sie nicht zum Abnehmen gedacht sind.

Frühstücksideen

Bananen-Müsli

1 Banane, 2 EL Weizenkeim- oder Haferflocken, 1
kleiner Becher Joghurt, 1 EL Kresse, etwas Milch

Schneiden Sie die Banane klein. Lassen Sie die Hafer- oder Weizenkeimflocken in etwas Milch aufquellen, und rühren Sie dann den Joghurt dazu. Heben Sie die Bananenstücke unter, und bestreuen Sie das Müsli mit der Kresse.

Kräuter-Knäcke

2 Scheiben Vollkornknäckebrot, 50 g Kräuterquark, 1 EL Schnittlauch, 1 EL Petersilie, 1 Ei

---

Bestreichen Sie das Knäckebrot mit dem Quark. Schneiden Sie Petersilie und Schnittlauch klein, und streuen Sie beides großzügig über die Scheiben. Dazu essen Sie ein Ei.

Tomatenbrot

1 Scheibe Vollkornbrot, 1 Tomate, 1 EL Schnittlauch

Bestreichen Sie das Brot nach Geschmack mit etwas Margarine oder Quark. Schneiden Sie die Tomate in Scheiben, und legen Sie diese aufs Brot. Die Schnittlauchröllchen zerkleinern und darüber streuen. Würzen Sie nach Belieben mit Jodsalz und Pfeffer. Sie können außerdem fein gewürfelte Zwiebeln sowie hauchdünne Knoblauchscheiben dazugeben.

Aprikosen-Knäcke

2 Scheiben Vollkornknäckebrot, 2 EL Quark, 2 TL Aprikosenmarmelade, 1 Glas Apfelsaft

---

Bestreichen Sie jeweils eine Scheibe Knäckebrot mit einem

EL Quark und einem TL Marmelade. Wahlweise können Sie auch Butter oder Margarine verwenden. Dazu trinken Sie den Saft.

Fitneß-Müsli

1 Apfel, 1 Möhre, 150 g Dickmilch, 1 EL Weizen-keimflocken, 1 TL fein gehackte Walnüsse, 1 Spritzer Zitrone

---

Raspeln Sie sowohl den Apfel als auch die Mohrrübe sehr fein. Verrühren Sie beides mit der Dickmilch. Heben Sie dann die Weizenkeimflocken und die Walnüsse unter. Schmecken Sie zum Schluß mit einem Spritzer Zitrone und möglicher-weise etwas Honig ab.

Früchte-Müsli

10 g getrocknete oder frische Aprikosen, 10 g Erdbee-ren, $^1/_2$ Apfel, 150 g Quark, 2 EL Hafer- oder Fünf-kornflocken .

Schneiden Sie alle Früchte in sehr kleine Stückchen. Ver-rühren Sie diese mit dem Quark, und heben Sie zum Schluß die Flocken unter. Wenn die Masse zu fest wird, können Sie sie mit etwas Apfelsaft oder einer Mischung aus Apfel- und Zitronensaft verdünnen. Nach Belieben mit Honig ab-schmecken.

Lachs mit Möhren

100 g Lachs, 1 große Möhre, 1 EL Öl, 1 TL Walnußkerne (gehackt), 1 TL Pinienkerne, 50 g Feldsalat

Der Lachs wird mit etwas Zitrone beträufelt und mit wenig Salz und Pfeffer nach Geschmack bestreut. Schneiden Sie die Mohrrübe in dünne Scheiben, und dünsten Sie diese kurz. Erhitzen Sie etwas Öl in der Pfanne, und braten Sie den Lachs darin insgesamt etwa 5 bis 6 Minuten. Kurz bevor der Fisch fertig ist, geben Sie die Walnuß- und Pinienkerne mit in die Pfanne, damit diese kurz geröstet werden. Aus etwas Speiseöl und Balsamicoessig sowie Pfeffer und Salz bereiten Sie eine leichte Salatsoße. Richten Sie den gut gesäuberten und in mundgerechte Stücke zerteilten Feldsalat neben dem Lachs an. Geben Sie die Möhren und die Kerne darüber, und verteilen Sie zum Schluß die Vinaigrette großzügig über dem Salat.

Überbackenes Möhren-Fenchel-Gemüse

200 g Möhren, 100 g Fenchel, 2 EL Weizenkeimöl, 1 Tasse Gemüsebrühe, $1/2$ Bund Petersilie, 1 EL Crème fraîche, 1 Knoblauchzehe, 75 g Gouda, frische oder getrocknete Kräutermischung

Putzen Sie das Gemüse, waschen Sie es, und schneiden Sie es klein. Die Knoblauchzehe schneiden Sie in dünne Scheiben. Erhitzen Sie Öl in der Pfanne, und dünsten Sie das Gemüse mit dem Knoblauch darin wenige Minuten. Gießen Sie dann die Brühe dazu, und würzen Sie mit Pfeffer, Salz und einer

Kräutermischung. Noch mal kurz kochen lassen, die Crème fraîche unterrühren, und das Ganze in eine Auflaufform füllen. Streuen Sie reichlich Petersilie darüber, und reiben Sie den Käse über den Auflauf. Im Ofen wird der Käse bei 250 Grad zum Schmelzen gebracht. Wenn er gut verlaufen ist und leicht dunkelt, können Sie den Auflauf herausnehmen.

Spargel mit Senfei

300 g Spargel, 100 g Kartoffeln, 1 Ei, ca. 1 TL Senf, Vollkornmehl, Butter, süßes Paprikapulver, Zucker

---

Kochen Sie die Kartoffeln mit der Schale. Pellen Sie sie anschließend, und stampfen Sie sie schließlich zu Brei. Zerlassen Sie etwas Butter in einem Topf, streuen Sie das Mehl hinein, und gießen Sie schluckweise Wasser zu, bis Sie eine Soße mit der gewünschten Konsistenz erhalten. Wenn Sie den Spargel vorher in gesalzenem und gesüßtem Wasser gekocht haben, können Sie auch gern das Spargelwasser verwenden. Das gibt einen kräftigen Geschmack. Kochen Sie das Ei weich. Rühren Sie etwa einen TL mittelscharfen Senf in die Soße, und schmecken Sie diese mit Salz, süßem Paprikapulver und Zucker bzw. Süßstoff ab. Lassen Sie das Ei kurz in der Soße liegen, bevor Sie Kartoffelbrei, Spargel und Ei mit der Senfsoße servieren.

Nudelauflauf

50 g Nudeln, 1 rote Paprika, 1 Zucchini, 200 g Champignons, 200 ml Gemüsebrühe, 1 EL Crème fraîche, 70 g Gouda, 1 EL Pinienkerne, frische Kräuter

---

Putzen Sie das Gemüse, und schneiden Sie es klein. Kochen Sie die Nudeln in leicht gesalzenem Wasser, so daß sie noch bißfest sind. Mischen Sie anschließend die Nudeln mit dem rohen Gemüse, und geben Sie alle Zutaten in eine Auflaufform. Verrühren Sie die Crème fraîche mit der Brühe, und gießen Sie diese dann in die Form. Streuen Sie frische, fein geschnittene Kräuter darüber. Zum Schluß reiben Sie den Käse großzügig über den Auflauf. Bei 250 Grad ca. 15 Minuten backen.

Kartoffel-Pfanne

200 g Kartoffeln, 150 g Champignons, 150 g grüne Bohnen, 2 EL Öl, 1 kleine Zwiebel, 1 Knoblauchzehe, 1 Tasse Gemüsebrühe, 2 EL saure Sahne, Rosmarin

---

Kochen Sie die Kartoffeln mit der Schale. Während sie abkühlen, säubern Sie die Pilze und die Bohnen und schneiden sie in Scheiben bzw. mundgerechte Stücke. Erhitzen Sie das Öl in der Pfanne, und geben Sie zunächst die Bohnen hinein. Dann folgen die fein gewürfelte Zwiebel sowie die fein gehackte Knoblauchzehe, anschließend die Kartoffeln, die knusprig braun gebraten werden sollten. Die Champignons werden zum Schluß zugefügt. Löschen Sie alles mit Brühe ab. Rühren Sie die saure Sahne unter, und schmecken Sie mit Salz, Pfeffer und Rosmarin ab.

Hähnchenkeule in Apfelcurry

1 Hähnchenkeule, 40 g Vollkornreis, 1 – 2 EL Öl, 1 Apfel, $^1/_2$ Glas Ananassaft, Chilipulver, Curry, 1 EL Crème fraîche

---

Bestreichen Sie die Keule mit Pfeffer, Salz und etwas Chilipulver, braten Sie sie in der mit Öl vorbereiteten Pfanne auf beiden Seiten kräftig an, und stellen Sie dann die Flamme kleiner. Kochen Sie den Reis, und schneiden Sie den geschälten Apfel in kleine Stücke. Löschen Sie die Keule nach etwa 20 Minuten mit dem Ananassaft ab. Verlängern Sie die Fruchtsoße mit Wasser und einem Löffel Crème fraîche. Schmecken Sie mit Curry, Pfeffer und Salz ab. (Nicht zuviel Curry nehmen, sonst wird es bitter.) Fügen Sie die Äpfel hinzu, schließen Sie die Pfanne mit einem Deckel, und lassen Sie das Fleisch auf kleiner Flamme noch weitere 10 Minuten köcheln. Mit dem Reis anrichten.

Kalte Gerichte

Fruchtiger Krabbensalat

200 g Krabbenfleisch, 150 g Ananas, 1 TL Pinienkerne, 30 g gekochten Naturreis, 1 Mandarine, 1 kleine Zwiebel, Petersilie

---

Den Reis kochen und abkühlen lassen. Schneiden Sie die Ananas und die Mandarine klein. Die Zwiebel wird sehr fein gehackt. Mischen Sie alle Zutaten miteinander, wenn der Reis kalt ist. Versuchen Sie, von den Früchten möglichst viel Saft zu retten, um diesen dann über den Salat zu gießen. Streuen Sie zuletzt Petersilie darüber. Lecker schmeckt auch eine Soße aus Essig und Öl, die Sie mit Salz und Pfeffer abschmecken.

Rote-Bete-Salat

200 g rote Bete, 1 kleine Zwiebel, 100 g saurer Hering, 2 EL Rotweinessig, 1 EL Sonnenblumenöl

Kochen Sie die rote Bete, pellen Sie sie ab, und lassen Sie sie dann abkühlen. Die Zwiebel können Sie inzwischen in Ringe schneiden. Mischen Sie Essig und Öl, und würzen Sie beides mit Salz und Pfeffer. Wer mag, kann gehackten Dill darüber geben. Die rote Bete in Scheiben schneiden, mit der Zwiebel mischen und mit der Vinaigrette begießen. Zusammen mit dem Hering essen.

Pilz-Bohnen-Salat

150 g grüne Bohnen, 150 g Champignons, 100 g Möhren, 1 EL Kresse, 1 EL Schnittlauch, 1 kleiner Becher Joghurt, 1 EL Sesamsamen

Bohnen, Pilze und Möhren gründlich säubern und kleinschneiden. Dünsten Sie Pilze und Möhren kurz in etwas Salzwasser an, die Bohnen bißfest kochen und anschließend alles erkalten lassen. Würzen Sie den Joghurt, rühren Sie Sesam, Kresse und Schnittlauch unter, und geben Sie die Mischung über das Gemüse.

Rohkost-Teller

150 g Möhren, 1 Apfel, 1 rote Paprika, 2 Radieschen, $^1/_2$ Kohlrabi, 1 kleiner Becher Joghurt, frische Kräuter

Putzen und waschen Sie das Gemüse und den Apfel. Schneiden Sie alles in handliche Streifen. Bereiten Sie aus dem Joghurt und möglichst vielen frischen Kräutern einen Dip zu, den Sie mit Pfeffer und wenig Salz abschmecken. Richten Sie Gemüse und Obst auf einem Teller an, und reichen Sie den Joghurt dazu.

Natürlich kann ich an dieser Stelle keine ausführliche Auswahl an schmackhaften und gesunden Mahlzeiten liefern, die Ihren Haaren guttun. Mir lag jedoch viel daran, Ihnen zumindest einen Eindruck zu vermitteln, daß richtige Ernährung, die auch noch schön macht, weder langweilig noch fade sein muß. Ich hoffe, es ist mir gelungen, Ihnen Lust auf einige der Rezepte zu machen, und wünsche Ihnen von Herzen guten Appetit.

Adressen und Bezugsquellen

B & W Naturpflege Fachversand: Bei dieser Firma können Sie per Katalog Produkte aus aller Welt beziehen. B & W bietet nur solche Ware an, die keine synthetischen Konservierungsstoffe und keine aus Tierkadavern gewonnenen Substanzen enthält. Die Qualität des Anbaus, der Inhaltsstoffe und deren Verarbeitung wird immer wieder stichprobenartig kontrolliert. Der Katalog ist kostenlos. Ihm liegt eine kleine Fibel bei, in der Sie sämtliche Inhaltsstoffe genau nachschlagen können. Das Verpackungsmaterial der Produkte muß recyclebar sein, sonst wird es bei B & W nicht ins Programm aufgenommen. Der Mindestbestellwert beträgt 50 DM. Dazu kommen noch Versandkosten. Es lohnt sich also, eine Sammelbestellung aufzugeben.
B & W Naturpflege GmbH, Tel.: 0 18 05/ 23 45 45

Miss Flip Cosmetic GmbH: Dieses Unternehmen gründete mit anderen Firmen einen Verband gegen Tierversuche. Rohstoffe aus Tierkadavern werden bei Miss Flip ebenso strikt abgelehnt wie synthetische Farb- und Konservierungsstoffe. Für die Erstellung von Kosmetik verarbeitet Miss Flip ausschließlich natürliche Stoffe. Fordern Sie einen Prospekt an.
Miss Flip Cosmetic GmbH, Tel.: 0 71 91/97 00 97

Wala-Heilmittel GmbH: Wala arbeitet antroposophisch und verwendet ausschließlich biologisch-dynamische Rohstoffe aus der Pflanzen- und Tierwelt. Wala macht aber keine Tierversuche und lehnt diese ab. Die Firma stellt hautpsächlich Heilmittel her. Es gibt nur eine Kosmetikserie: „Dr. Hauschka Kosmetikserie". Die können Sie bestellen oder in einigen Apotheken kaufen. Diese speziellen Körperpflegemittel sol-

len die Aktivierung der Haut unterstützen und fördern, gemäß
der antroposophischen Linie. Inzwischen gibt es einige Kos-
metikerinnen, die Dr. Hauschka in ihr Pflegeprogramm aufgenommen haben und Sie, wenn Sie es wünschen, damit behandeln. Adressen erhalten Sie unter
Tel.: 0 71 64 9 30-0

The Body Shop: In den über 1200 Filialen weltweit gibt es
eine Vielzahl verschiedenster Produkte (Kajalstifte, Eyeliner,
Gesichtswasser, Reinigungslotionen, Lipgloss, Gesichtsmasken und vieles mehr). Das Unternehmen arbeitet umweltbe-
wußt. So stellt jede Filiale einen Container bereit, in dem Sie
leere Behältnisse entsorgen können. Besser noch ist es, sie direkt im Laden wieder auffüllen zu lassen. Es wird direkt aus
großen Flaschen nachgefüllt. Sie erhalten dann einen kleinen
Preisnachlaß auf das Produkt. Die wenigsten Produkte sind
über das Behältnis hinaus verpackt. Beipackzettel finden Sie
hier also nicht. Wenn Sie Fragen haben, sollten Sie diese
schon im Laden an das gut geschulte Personal richten. Die
Rohstoffe für Body-Shop-Produkte stammen aus biologischem Anbau. Tierversuche lehnt man strikt ab. Infos und
Adressen der Filialen über
Cosmo-Trading GmbH & Co., Tel.: 0 21 31 / 9 54-0

Yves Rocher: Keine Tierversuche. Bei Yves Rocher gibt es
das Nachfüllpack. Wenn Sie hier kaufen, müssen Sie die Umwelt nicht mit unnötigem Verpackungsmüll belasten. Für den
umweltbewußten Umgang mit werksinternen Abfällen erhielt
das Unternehmen vor Jahren einen Preis. 93% der hauseige-
nen Abfälle werden wiederverwendet. Die Produkte sind aus
biologischem Anbau, die Badezusätze sind biologisch abbau-
bar. Es gibt in den meisten größeren Städten eine Filiale.
Yves Rocher, Tel.: 07 11 / 78 34-0

Blauer Planet: Bei dem Versandhaus „Blauer Planet" erhalten Sie per Telefon schon eine Menge wichtiger Infos und, wenn Sie es wünschen, eine Gesundheitsberatung. Lassen Sie sich aber auf jeden Fall den Katalog kommen, es lohnt sich. Wenn Sie im Wert von 100 DM bestellen, liefert das „Haus für lebensfreundliche Dinge" frei Haus. Blauer Planet bietet neben Kosmetik auch Nahrungsmittel, Nahrungsmittelzusätze, Sport- und Fitneßgeräte und ätherische Öle an. Ebenso erhalten Sie dort Rohstoffe und fertige Kosmetika.

Blauer Planet, Versandhaus für lebensfreundliche Produkte, Tel.: 0 55 45 / 18 28

Spinnrad: Auch von diesem Unternehmen mit rund 160 Geschäften gibt es in vielen Großstädten eine Filiale. Bei Spinnrad können Sie schon seit etlichen Jahren nahezu alles bekommen, was Sie für die Herstellung Ihrer ganz persönlichen Kosmetik benötigen. Es gibt natürlich auch Fertigprodukte. Und wenn Sie schon da sind, informieren Sie sich doch gleich über Wasch- und Spülmittel zum Selbermachen. Das Mixen macht zwar ein bißchen Arbeit, aber die Endprodukte sind äußerst ergiebig und umweltschonend. Bei Spinnrad können Sie auch schöne Geschenke erstehen: Windspiele, Bücher und Nippes. Wer keine Filiale in der Stadt findet oder lieber per Katalog bestellen will, kann dies telefonisch erledigen.

Spinnrad Bestelltelefon: 02 09 / 17 00 00
Fachliche Kosmetikberatung: 02 09 / 1 70 00 43

Colimex: Auch Colimex ist Spezialist in Sachen Kosmetik zum Selbermachen. Leider gibt es bundesweit nur 20 Filialen. Aber vielleicht haben Sie ja Glück und finden ein Colimex-Geschäft in Ihrer Nähe. Ansonsten: Kostenlosen Katalog anfordern, in Ruhe durchstöbern und schriftlich oder tele-

fonisch bestellen. Der Mindestbestellwert liegt bei 20 DM. Hinzu kommen noch die Versandkosten. Bei Colimex können Sie fertige Kosmetika und diverse andere Dinge bestellen.
Colimex-Service-Hotline: 02 21 / 35 20 74

Maienfelser Naturkosmetik: Dies ist ein ganz besonderes Unternehmen, ein kleiner Handwerksbetrieb, in dem die Mitarbeiter die Kräuter für die Produktion noch selber pflücken. Die Töpfe, Tiegel und Fläschchen werden von Hand beschriftet, und wer hier bestellt, wird gebeten, den Katalog weiterzugeben. So wird kein unnötiges Papier verschwendet. Alle Zutaten kommen aus biologischem Anbau. Duft-, Farb- und Konservierungsstoffe werden nicht benutzt, auch keine Mineralöle. Für die Mixtur bedient sich der Betrieb alter überlieferter Rezepte. Spezialisiert hat sich Maienfelser Naturkosmetik auf ätherische Öle. Sie können aber auch Körperpflegemittel beziehen.
„Galerie der Düfte", Maienfelser Naturkosmetik, Tel.: 0 79 45 / 25 82

Laboratoire Physio Esthétique: LPE hat sich auf Algen spezialisiert. Aus dieser Pflanze werden naturbelassene Mittel, wie beispielsweise Cremes, hergestellt. Die Algenprodukte sind nicht rezeptpflichtig und gelten daher nicht als Medikament. Wer mehr über die Wirksamkeit und Kraft dieser Wasserpflanzen erfahren will, kann sich unter den folgenden Telefonnummern ausführlich beraten lassen.
Schönheits- und Gesundheitszentrum Institut Mireille im Steigenberger Hotel Badischer Hof, Tel.: 0 72 21 / 2 22 26
Beratungstelefon Laboratoire, Tel.: 06 81 / 3 62 19 oder 3 06 38